Forschung und Praxis der Gesundheitsförderung
Band 22

Gesundheitsförderung für sozial Benachteiligte

Aufbau einer Internetplattform zur Stärkung der Vernetzung der Akteure

Frank Lehmann, Monika Meyer-Nürnberger, Thomas Altgeld, Sven Brandes, Claudia Brendler, Christiane Bunge, Irina Fröse, Raimund Geene, Uta Grey, Daphne Hahn, Holger Kilian, Barbara Leykamm, Andreas Mielck, Tanja Philippi, Elisabeth Pott, Antje Richter

Bundeszentrale für gesundheitliche Aufklärung
Köln 2003

Bibliografische Information der Deutschen Bibliothek:
Die Deutsche Bibliothek verzeichnet diese Publikation in der Deutschen Nationalbibliografie; detaillierte bibliografische Daten sind im Internet über http://dnb.ddb.de abrufbar.

Die Beiträge in dieser Reihe geben die Meinung der Autoren wieder, die von der Herausgeberin nicht in jedem Fall geteilt werden muss. Die Fachheftreihe ist als Diskussionsforum gedacht.

Generelle Anmerkung zu den Tabellen und Abbildungen:
Da bei einigen Tabellen und Abbildungen aufgrund der Übersichtlichkeit und Leserlichkeit auf die Zehntelstellen nach dem Komma verzichtet wurde, kann es durch die damit verbundenen Rundungen vorkommen, dass sich in der Addition der Teilergebnisse nicht immer 100 % ergeben.

Forschung und Praxis der Gesundheitsförderung, Band 22
Gesundheitsförderung für sozial Benachteiligte
Aufbau einer Internetplattform zur Stärkung der Vernetzung der Akteure
Köln: BZgA, 2003

Herausgeberin:
Bundeszentrale für gesundheitliche Aufklärung (BZgA)
Ostmerheimer Str. 220, 51109 Köln
Tel.: 02 21/89 92-0
Fax: 02 21/89 92–300
E-Mail: meyer-nuernberger@bzga.de

Projektleitung: Dr. Frank Lehmann, Dr. Monika Meyer-Nürnberger

Redaktion: René Zey, Frechen
Satz: Königsdorfer Medienhaus, Frechen
Druck: Schiffmann, Bergisch Gladbach

Auflage: 5000

ISBN 3-933191-90-4

Band 22 der Fachheftreihe ist erhältlich
unter der Bestelladresse BZgA, 51101 Köln,
und über Internet unter der Adresse http://www.bzga.de

Bestellnummer: 60 622 000

Vorwort

Auch für Deutschland ist nachgewiesen, dass sozial benachteiligte Menschen eine niedrigere Lebenserwartung und eine höhere Krankheitshäufigkeit haben. So belegt eine Untersuchung (Reil-Held, A., 2000), dass Männer mit niedrigem Einkommen eine zehn Jahre kürzere Lebenserwartung haben als Männer mit höherem Einkommen. Bei Frauen beträgt dieser Unterschied fünf Jahre. Dies wird durch ein Zusammenwirken der Faktoren erklärt – höhere gesundheitliche Belastungen (z.B. Wohnbedingungen), geringere Bewältigungsmöglichkeiten (z.B. ungünstigere persönliche Gesundheitskonzepte), ein ungünstiges Gesundheitsverhalten und Unterschiede in der gesundheitlichen Versorgung bei sozial Benachteiligten.

Mielck erläutert in seinem Artikel, welche Bevölkerungsgruppen besonders betroffen sind und wodurch dies belegt werden kann. Altgeld und Leykamm beschreiben die Akteure und Strukturen mit Schwerpunkt auf der Länderebene. Geene zeichnet die Geschichte der bundesweiten Plattform für den Austausch zwischen den Akteuren nach: den jährlichen Kongress „Armut und Gesundheit" in Berlin. Im Artikel von Pott und Lehmann wird der Aufbau eines wirksamen Interventionskonzepts zur Gesundheitsförderung bei sozial benachteiligten Gruppen am Beispiel von Kindern und Jugendlichen erläutert.

Die BZgA ist sich bewusst, dass die Gesundheitsförderung bei sozial Benachteiligten ein ungeheuer schwierig zu bearbeitendes Handlungsfeld ist. Sie hat daher diesen Bereich als kontinuierliches Querschnittsthema in ihre Arbeit aufgenommen. Mit dem Aufbau und weiteren Ausbau einer „lebendigen Datenbank", die mit Stand Oktober 2003 einen Zugriff auf ca. 2600 Projekte und Maßnahmen der Gesundheitsförderung für sozial Benachteiligte ermöglicht (beschrieben im Artikel von Kilian et al.), soll der Transfer von Praxiserfahrungen und die Vernetzung für die Akteure erleichtert werden.

Die Internetadresse dieser Kommunikationsplattform, die in unserem Auftrag von „Gesundheit Berlin e.V." errichtet wurde, lautet: www.datenbank-gesundheitsprojekte.de. Ich lade Sie herzlich ein zu einer regen Nutzung dieses wertvollen Instrumentes zur Verstärkung der Gesundheitsförderung bei sozial Benachteiligten.

Köln, im Oktober 2003

Dr. Elisabeth Pott
Direktorin der Bundeszentrale
für gesundheitliche Aufklärung

Steckbrief des Projekts

Projekttitel:	Gesundheitsförderung für sozial Benachteiligte – Aufbau einer Internetplattform zur Stärkung der Vernetzung der Akteure
	• Darstellung der Grundlagen für das Schwerpunktthema „Gesundheitsförderung bei sozial Benachteiligten“ • Bundesweite und länderbezogene Strukturen für die Gesundheitsförderung bei sozial Benachteiligten • Interventionsstrategien • Erstellung eines bundesweiten qualifizierten Überblicks über Projekte und Maßnahmen zur Gesundheitsförderung bei sozial Benachteiligten (Abschlussbericht der Ersterhebung)
Für die Ersterhebung:	Durchführungszeitraum: ab September 2002 bis Ende Januar 2003 Erhebungsinstrument: Mantelfragebogen, Projekt-Dokumentationsbogen (Rücklaufquote von 10067 Aussendungen: 38,3 Prozent, davon 1309 ausgefüllte Fragebögen mit zugeordneten Angeboten) Projektdurchführung: BZgA in Zusammenarbeit mit Gesundheit Berlin e. V. und Berliner Zentrum Public Health (BZPH), Landesgesundheitsamt Baden-Württemberg (LGA), Landesvereinigung für Gesundheitsförderung (LVG) Niedersachsen
Autor/ innen.	Thomas Altgeld, Sven Brandes, Claudia Brendler, Christiane Bunge, Irina Fröse, Raimund Geene, Uta Grey, Daphne Hahn, Holger Kilian, Frank Lehmann, Barbara Leykamm, Andreas Mielck, Tanja Philippi, Elisabeth Pott, Antje Richter
Auftraggeberin:	Bundeszentrale für gesundheitliche Aufklärung Ostmerheimer Str. 220, 51109 Köln Tel.: +49(0)221/89 92-0; Fax: +49(0)221/89 92-3 00
Projektleitung:	Frank Lehmann und Monika Meyer-Nürnberger

Inhaltsverzeichnis

1 Gesundheitsförderung für sozial Benachteiligte

1.1 Projekte für mehr gesundheitliche Chancengleichheit: Bei welchen Bevölkerungsgruppen ist der Bedarf besonders groß?

Andreas Mielck

Im folgenden Beitrag wird dargestellt, welche Ergebnisse zum Thema „Soziale und gesundheitliche Ungleichheit in Deutschland“ vorliegen, und welcher Handlungsbedarf sich daraus ableiten lässt. Dabei steht die Frage im Mittelpunkt, bei welchen Bevölkerungsgruppen der Bedarf an Gesundheitsförderungsmaßnahmen besonders groß ist. Im Zentrum der Diskussion steht der Begriff „soziale Ungleichheit“. Um mögliche Missverständnisse zu vermeiden, soll dieser Begriff zunächst genauer definiert werden.

1.1.1 Merkmale zur Beschreibung der sozialen Ungleichheit

Im Alltagsverständnis werden unter dem Begriff „soziale Ungleichheit“ zumeist Unterschiede in Bezug auf Bildung, beruflichen Status und Einkommen verstanden. Präziser formuliert handelt es sich hierbei um Merkmale der „vertikalen“ sozialen Ungleichheit. Der Zusatz „vertikal“ soll dabei ausdrücken, dass diese Merkmale eine Unterteilung der Bevölkerung in oben und unten ermöglichen. Mithilfe von Angaben zur Bildung, zum Beruf und zum Einkommen lässt sich der „soziale Status“ einer Person bestimmen; der Begriff „Status“ impliziert bereits die Einordnung in eine hierarchische Skala. Sprachlich am deutlichsten wird der hierarchische Charakter der vertikalen sozialen Ungleichheit beim Begriff „soziale Schicht“.
Es besteht weitgehend Einigkeit darüber, dass sich die vertikale soziale Ungleichheit mithilfe der drei oben genannten Merkmale (Bildung, beruflicher Status, Einkommen) gut erfassen lässt. Ein besonderes Gewicht kommt dabei dem Einkommen zu, da die (Einkommens-)Armut häufig als der zentrale Indikator für die vertikale soziale Ungleichheit angesehen wird.

Die Bevölkerung lässt sich jedoch auch mithilfe von Merkmalen wie Alter, Geschlecht und Nationalität in Gruppen unterteilen, und auch zwischen diesen Gruppen kann soziale Ungleichheit bestehen. Die Grenzen zwischen diesen Gruppen verlaufen quer zu den Grenzen der vertikalen sozialen Ungleichheit; in der Soziologie wird daher auch von „horizontaler“ sozialer Ungleichheit gesprochen. Die horizontale soziale Ungleichheit lässt sich mit einer Vielzahl von Merkmalen beschreiben. Neben Alter, Geschlecht und Nationalität können z. B. auch Merkmale wie Familienstand, Zahl der Kinder und Größe des Wohnortes einbezogen werden. Eine allgemein akzeptierte Liste von Merkmalen zur

Erfassung der horizontalen sozialen Ungleichheit existiert bisher nicht und ist vermutlich auch nicht zu erstellen. Von zentraler Bedeutung sind jedoch die vier Merkmale Alter, Geschlecht, Familienstand und Nationalität.

In der aktuellen soziologischen Diskussion wird zumeist betont, dass bei uns in Deutschland keine klar unterscheidbaren sozialen Schichten mehr vorhanden sind, dass sich die vielfältigen „Lebenslagen“ nicht mehr mithilfe von Kriterien wie Bildung, Berufsstatus und Einkommen in eine einfache hierarchische Ordnung bringen lassen. In vielen sozialepidemiologischen Studien (d. h. Studien, die sich mit der statistischen Häufigkeit und sozialen Verteilung von Krankheiten befassen) ist jedoch immer wieder gezeigt worden, dass die Personen aus den unteren Statusgruppen erheblich kränker sind als die Personen aus den oberen Statusgruppen. Die Merkmale der vertikalen sozialen Ungleichheit greifen also gut, wenn es um die Bestimmung der Einflüsse geht, wie gesund ein Mensch ist und wie lange er lebt! Um die besonders belasteten Bevölkerungsgruppen so genau wie möglich beschreiben zu können, ist es jedoch wichtig, die vertikalen Merkmale (Bildung, beruflicher Status, Einkommen) mit den horizontalen Merkmalen (Alter, Geschlecht, Familienstand, Nationalität etc.) zu kombinieren. Konkreter formuliert: In Deutschland leben ca. 11 % der Bevölkerung unterhalb der Armutsgrenze (Becker/Hauser 2002). Diese Bevölkerungsgruppe ist sehr groß und dementsprechend inhomogen. Es ist daher wichtig, innerhalb dieser Bevölkerungsgruppe nach Untergruppen zu suchen, bei denen die Belastungen besonders groß sind. Um zielgruppenspezifische Interventionsmaßnahmen planen zu können, sollte zum Beispiel bekannt sein, in welcher Altersgruppe und bei welcher Nationalität die Armut am höchsten ist.

Die beiden zentralen Fragen lauten:
1. Welche Bevölkerungsgruppen sind gesundheitlich besonders stark belastet?
2. Wie kann der Gesundheitszustand in diesen Bevölkerungsgruppen verbessert werden?

Der vorliegende Beitrag konzentriert sich vor allem auf die erste Frage. Die zweite Frage steht im Zentrum der weiteren Beiträge dieses Fachhefts.

Zur Beantwortung der ersten Frage könnten in einem ersten Schritt die Bevölkerungsgruppen identifiziert werden, bei denen die soziale Benachteiligung besonders groß ist; in einem zweiten Schritt könnte dann der Gesundheitszustand in diesen Bevölkerungsgruppen untersucht werden. Ein solches Vorgehen findet sich jedoch selten. Bei vielen Bevölkerungsgruppen sind die sozialen und gesundheitlichen Probleme so offensichtlich, dass wissenschaftliche Belege für den Bedarf an Interventionsmaßnahmen offenbar nicht mehr benötigt werden. Dieses pragmatische Vorgehen ist zwar häufig sinnvoll, hat jedoch den Nachteil, dass einige Bevölkerungsgruppen mit hohem Interventionsbedarf übersehen werden könnten.

Bisher fehlt also eine systematische Beschreibung der Bevölkerungsgruppen, bei denen die sozialen und gesundheitlichen Belastungen besonders groß sind. Es ist daher nicht möglich (und vermutlich auch gar nicht erforderlich), wissenschaftlich exakt zu begründen, welche Bevölkerungsgruppen dazugehören und welche nicht. Die unten aufgeführte Auswahl von Bevölkerungsgruppen beruht daher mehr auf Plausibilität als auf wissenschaftlichen Studien. Im Vordergrund stehen dabei die Personen, die eine niedrige Bildung, einen niedrigen beruflichen Status und/oder ein niedriges Einkommen haben.

1.1.2 Bevölkerungsgruppen mit besonders großem Interventionsbedarf

Eine Auflistung der Bevölkerungsgruppen, die besonders großen sozialen und gesundheitlichen Belastungen ausgesetzt sind, sollte auf jeden Fall die folgenden Gruppen beinhalten:

- Personen mit sehr niedrigem Einkommen (z. B. Sozialhilfeempfänger),
- Personen mit sehr niedrigem beruflichen Status (z. B. ungelernte Arbeiter),
- Personen mit sehr niedriger Schulbildung (z. B. Personen ohne qualifizierten Hauptschulabschluss),
- Personen, die in sozialen Brennpunkten wohnen,
- Langzeitarbeitslose,
- Alleinerziehende,
- Erwachsene und Kinder in kinderreichen Familien,
- Migranten mit schlechten Deutschkenntnissen,
- Aussiedler mit schlechten Deutschkenntnissen,
- Asylbewerber,
- „Illegale“,
- Prostituierte,
- Strafgefangene,
- Wohnungslose.

Als größte bundesweite Veranstaltung hat sich in diesem Themenbereich die seit 1995 jährlich in Berlin durchgeführte Tagung „Armut und Gesundheit“ etabliert (Geene et al. 2002; Aufsatz „Neun Jahre Kongresse, Armut und Gesundheit“ in diesem Fachheft), und auch auf dieser Tagung stehen die oben genannten Bevölkerungsgruppen im Mittelpunkt. Auf europäischer Ebene ist im Jahr 2000 der Bericht des Projektes „The health of disadvantaged groups in Europe“ („Der Gesundheitszustand von benachteiligten Bevölkerungsgruppen in Europa“) vorgelegt worden. Dort werden ebenfalls die oben genannten Bevölkerungsgruppen als sozial und gesundheitlich besonders belastet hervorgehoben (Streich 2000).

Die genannten Bevölkerungsgruppen schließen sowohl Männer als auch Frauen sowie alle Altersgruppen ein. Die Gruppen werden zumeist über die sozialen Merkmale von Erwachsenen definiert. Die Kinder, die mit diesen Erwachsenen zusammenleben, sind den Belastungen jedoch ebenfalls ausgesetzt. Auch wenn nicht bei jeder einzelnen Person, die zu einer der oben aufgelisteten Bevölkerungsgruppen gehört, ein Interventionsbedarf vorhanden ist und die Zugehörigkeit zu einer dieser Gruppen nicht automatisch bedeutet, dass eine besonders große soziale und gesundheitliche Belastung besteht, kann jedoch davon ausgegangen werden, dass die Belastungen im Allgemeinen erheblich höher sind als bei anderen Bevölkerungsgruppen.

Zu beachten ist auch, dass sich die Gruppen häufig überschneiden. Es kommt z.B. oft vor, dass ein Langzeitarbeitsloser von einem sehr niedrigen Einkommen leben muss, nur über eine sehr niedrige Schulbildung verfügt und zudem in einem sozialen Brennpunkt wohnt. Diese Überschneidungen verdeutlichen: Je mehr Belastungsfaktoren zusammenkommen, umso größer ist der Bedarf an gezielten Maßnahmen der Gesundheitsförderung und Prävention.

1.1.3 Soziale Ungleichheit und Gesundheit

In der aktuellen gesundheitspolitischen Diskussion wird immer häufiger die Frage gestellt, ob und warum die Personen mit niedrigem sozioökonomischen Status einen besonders schlechten Gesundheitszustand aufweisen und was dagegen unternommen werden kann. Als Schlagwort für diese Diskussion hat sich der Begriff „gesundheitliche Ungleichheit" etabliert (in der englischsprachigen Diskussion wird von „health inequalities" gesprochen).

Bei der Forderung nach einer Verringerung dieser gesundheitlichen Ungleichheit stellt sich zunächst die Frage, wie das Ziel definiert werden kann. Sollen alle Menschen gleich gesund sein und gleich lange leben? Dieses Postulat wäre weder ein erreichbares noch ein erstrebenswertes Ziel. In Anlehnung an die Argumentation des WHO-Regionalbüros für Europa lässt sich das gesundheitspolitische Ziel daher wie folgt definieren (Mielck 2000): „Jeder soll eine faire Chance erhalten, sein Gesundheitspotential voll auszuschöpfen, d.h. alle vermeidbaren Hemmnisse zur Erreichung dieses Potentials sollen beseitigt werden." Diese Zielvorstellung lässt sich mit dem Begriff „gesundheitliche Chancengleichheit" umschreiben. Auch wenn sie kaum vollständig zu erreichen sein wird, werden aber realistische, umsetzbare Vorschläge gesucht, die dazu beitragen können, dieses Ziel so weit wie möglich zu erreichen. Gerade in einer Zeit, in der die sozioökonomischen Unterschiede in der Bevölkerung offenbar größer werden, kommt der Entwicklung und Umsetzung solcher Vorschläge zur Erreichung von „gesundheitlicher Chancengleichheit" eine hohe Bedeutung zu.

In den letzten Jahren häufen sich in Deutschland nicht nur die Armutsberichte, sondern auch die Publikationen über die gesundheitliche Benachteiligung der unteren Statusgruppen. In einer kaum mehr überschaubaren Vielzahl von Arbeiten ist immer wieder gezeigt worden, dass die Personen mit niedrigem sozioökonomischen Status (d.h. niedriger Bildung, niedrigem beruflichen Status und/oder niedrigem Einkommen) zumeist einen besonders schlechten Gesundheitszustand aufweisen – dass sie kränker sind und früher sterben als Personen mit höherem sozioökonomischen Status (z.B. Grobe/Schwartz 2003, Heinzel-Gutenbrunner 1999, Helfferich et al. 2003, Helmert 2003, Jungbauer-Gans 2002, Klocke 2001, Mielck 2000). Diese gesundheitliche Ungleichheit ist so oft belegt worden, dass an ihrer Existenz nicht mehr gezweifelt werden kann.

Zwei Studien mögen das Ausmaß dieser gesundheitlichen Ungleichheit illustrieren: In einer Auswertung der Daten aus dem „sozioökonomischen Panel“ hat Reil-Held (2000) die Lebenserwartung für Personen aus verschiedenen Einkommensgruppen berechnet. Die Daten erlauben die Analyse der Sterblichkeit von 2.675 Männern und 3.136 Frauen für den Zeitraum 1984 bis 1997. Wenn man die Männer aus der unteren Einkommensgruppe (maximal 25 % des durchschnittlichen Einkommens) mit den Männern aus der oberen Einkommensgruppe (75 % oder mehr des durchschnittlichen Einkommens) vergleicht, sieht man einen Unterschied in der Lebenserwartung von ca. zehn Jahren. Der entsprechende Unterschied bei Frauen beläuft sich auf ca. fünf Jahre. Bei ihrer Auswertung von Daten einer Allgemeinen Ortskrankenkasse (AOK) standen Geyer und Peter (1999) aus dem Zeitraum zwischen 1987 bis 1996 die Daten von 80.172 Männern und 32.166 Frauen zur Verfügung. Sie fassen die Angaben zum beruflichen Status in vier Gruppen zusammen; in der unteren Gruppe befinden sich vor allem die Un- und Angelernten, in der oberen Gruppe stehen vor allem die Akademiker. Wenn man die Altersverteilung statistisch kontrolliert, ist die Mortalität (Sterblichkeit) in der unteren Berufsgruppe ca. viermal so hoch wie in der oberen Berufsgruppe – und zwar sowohl bei Männern als auch bei Frauen.

Die Arbeiten zur Morbidität bestätigen eindrucksvoll, dass die Personen mit niedriger Bildung, niedrigem beruflichen Status und/oder niedrigem Einkommen zumeist erheblich kränker sind als die Personen in den anderen Bevölkerungsgruppen. Fast alle Indikatoren des Gesundheitszustandes weisen darauf hin, dass die Morbidität (Häufigkeit der Erkrankungen) in den unteren Statusgruppen höher ist als in den oberen Statusgruppen, und zwar sowohl bei Erwachsenen als auch bei Kindern. Wie schon bei der Mortalität, so zeigt sich auch bei der Morbidität zumeist ein „Gradient“ der gesundheitlichen Ungleichheit, d.h. die Morbidität nimmt mit zunehmendem sozioökonomischen Status stufenweise ab. Dabei ist die Morbidität in der unteren Statusgruppe häufig zwei- bis dreimal so groß wie in der oberen Statusgruppe.

Auch die aus Deutschland vorliegenden Studien belegen somit, dass die unteren Statusgruppen besonders großen gesundheitlichen Belastungen ausgesetzt sind. Die im vorigen Abschnitt genannten Bevölkerungsgruppen gehören zumeist eindeutig diesen unteren Statusgruppen an. Die zum Teil krasse soziale Diskriminierung führt bei einigen Gruppen zu weiteren großen Belastungen (z.B. bei Asylbewerbern, „Illegalen“, Prostituierten, Strafgefangenen und Wohnungslosen). Es kann daher mit großer Sicherheit davon ausgegangen werden, dass bei den oben genannten Bevölkerungsgruppen der Gesundheitszustand zumeist besonders schlecht ist (auch wenn dies noch nicht für alle Gruppen empirisch nachgewiesen wurde).

1.1.4 Erklärungs- und Interventionsansätze

Bei der Erklärung der gesundheitlichen Ungleichheit wird zwischen den beiden folgenden grundlegenden Hypothesen unterschieden:

1. Der sozioökonomische Status beeinflusst den Gesundheitszustand (plakativ formuliert: Armut macht krank).
2. Der Gesundheitszustand beeinflusst den sozioökonomischen Status (plakativ formuliert: Krankheit macht arm).

In den meisten Diskussionsbeiträgen wird betont, dass in Deutschland der erste Erklärungsansatz wichtiger ist als der zweite. Dementsprechend ist mit einer Vielzahl von Ansätzen versucht worden, den Einfluss des sozioökonomischen Status auf den Gesundheitszustand zu erklären. Für viele dieser Ansätze wurde bereits wiederholt belegt, dass sie einen Beitrag zur Erklärung der gesundheitlichen Ungleichheit leisten können. Es lassen sich vor allem die folgenden Ansätze und Ergebnisse unterscheiden:

- *Arbeitsbedingungen:* Die Erwerbstätigen in der unteren Statusgruppe sind besonders stark von physischen und psychischen Arbeitsbelastungen (z. B. körperlich schwere Arbeit, Lärm, Eintönigkeit, geringe Möglichkeiten des Mitentscheidens) betroffen (z. B. Noll/Habich 1990, Bosma et al. 1998).
- *Wohnbedingungen:* Unter dem Stichwort „Environmental Justice" („Umweltgerechtigkeit") hat jetzt auch in Deutschland die Diskussion über die soziale Ungleichverteilung bei Umweltbelastungen wie Lärm und Luftverschmutzung begonnen. Die empirischen Ergebnisse sind eindeutig: Die unteren Statusgruppen sind einer besonders hohen Umweltbelastung ausgesetzt (z. B. Mielck/Heinrich 2002).
- *Gesundheitliche Versorgung:* Hierzu liegen erst relativ wenige Ergebnisse vor. Sie zeigen z. B., dass die unteren Statusgruppen mit der ambulanten Versorgung besonders unzufrieden sind, dass die statusniedrigen Diabetiker besonders selten an einer Diabetesschulung teilnehmen und dass bei den statusniedrigen Personen erheblich mehr Zähne fehlen als bei statushohen (z. B. Mielck et al. 2001, Steinmeyer 2001).
- *Vorsorgeverhalten:* Die meisten Vorsorge- und Früherkennungsuntersuchungen werden in den unteren Statusgruppen seltener in Anspruch genommen als in den oberen (z. B. Delekat/Kis 2001, Kirschner et al. 1995).
- *Gesundheitsgefährdendes Verhalten:* Die meisten Ergebnisse liegen zum Thema Rauchen, Übergewicht, Bluthochdruck und Mangel an sportlicher Betätigung vor. Die Prävalenz dieser zentralen kardiovaskulären (d. h. Herz und Gefäße betreffenden) Risikofaktoren ist in den unteren Statusgruppen besonders hoch. Auch diverse Untersuchungen zur Ernährung lassen keinen Zweifel daran, dass die Ernährung in den statusniedrigen Gruppen zumeist ungesünder ist als in den statushohen (z. B. Helmert et al. 1997, Mielck 2000).

Was folgt daraus für die Ableitung von Interventionsmaßnahmen? Auf einer sehr allgemeinen Ebene lassen sich die beiden folgenden Ansatzpunkte zur Verringerung der gesundheitlichen Ungleichheit unterscheiden:

1. Verringerung der sozialen Ungleichheit,
2. Verbesserung des Gesundheitszustandes von statusniedrigen Personen.

Der erste Ansatzpunkt würde das Problem quasi an der Wurzel anpacken. Er besitzt jedoch den Nachteil, dass er fundamentale strukturelle Veränderungen erforderlich macht, die (wenn überhaupt) nur in langfristigen gesellschaftlichen Auseinandersetzungen erreicht werden können. Die Bemühungen um eine kurz- und mittelfristige Verringerung der gesundheitlichen Ungleichheit sind vermutlich erfolgreicher, wenn sie sich zunächst auf den zweiten Ansatzpunkt „Verbesserung des Gesundheitszustandes von statusniedrigen Personen" konzentrieren. Demnach lassen sich in Bezug auf die statusniedrigen Personen vor allem die folgenden Ziele unterscheiden:

- Verringerung ihrer Exposition gegenüber gesundheitsgefährdenden Umweltbedingungen,
- Verstärkung ihrer gesundheitsfördernden Umweltbedingungen,
- Verbesserung ihrer präventiven und kurativen gesundheitlichen Versorgung,
- Verbesserung ihres Gesundheitsverhaltens,
- Verbesserung ihrer beruflichen und finanziellen Absicherung bei Krankheit.

Um diese Ziele erreichen zu können, müssen Wissenschaft und Praxis eng miteinander kooperieren. Die Praktiker müssen die Wissenschaftler über die wichtigsten Problemfelder informieren, und die Wissenschaftler müssen aus ihrer wissenschaftlichen Analyse konkrete Empfehlungen zur Verringerung der gesundheitlichen Ungleichheit ableiten. Die Praktiker sollten in einem nächsten Schritt versuchen, diese Empfehlungen umzusetzen und neue Problemfelder zu definieren. Eine derartige Integration von Forschung und Praxis im Sinne eines „Optimierungskreislaufes" ist bisher jedoch kaum vorhanden. Die Etablierung eines derartigen Prozesses wird auch dadurch erschwert, dass es in Deutschland kein offizielles Programm zur Verringerung der gesundheitlichen Ungleichheit gibt. Schon daraus wird deutlich, dass die gesundheitspolitischen Akteure dem Problem der gesundheitlichen Ungleichheit (noch) keine sehr große Aufmerksamkeit widmen.

In der gegenwärtigen gesundheitspolitischen Diskussion wird oft betont, wie wichtig Gesundheitsverhalten und Eigenverantwortung sind. Eine Verbesserung des Gesundheitsverhaltens in den unteren Statusgruppen würde ohne Frage zu einer erheblichen Verringerung der gesundheitlichen Ungleichheit führen. Das Gesundheitsverhalten lässt sich mit Appellen an die Verantwortung für die eigene Gesundheit jedoch kaum beeinflussen, vor allem dann nicht, wenn Mitglieder der unteren Statusgruppen durch Mitglieder höherer Statusgruppen quasi ermahnt werden. Das Gesundheitsverhalten basiert zudem häufig nicht nur auf freien Entscheidungen, sondern wird maßgeblich durch die Lebensumstände geprägt. Ohne Berücksichtigung dieser komplexen Ursachen des Gesundheitsverhaltens besteht die Gefahr, dass dem „Opfer die Schuld zugeschoben wird" („blaming the victim").

Die entscheidende Rolle, die die Lebensbedingungen spielen, führt auch dazu, dass die Maßnahmen der Gesundheitsförderung und Prävention auf jede Zielgruppe zugeschnitten sein müssen. Die Maßnahmen, die sich an alle Bevölkerungsgruppen richten, führen eher zu einer Vergrößerung als zu einer Verkleinerung der gesundheitlichen Ungleichheiten, weil mit derartigen Aktionen zumeist die oberen Statusgruppen erreicht werden. Je stärker sich eine Maßnahme auf die Mitglieder der unteren Statusgruppen konzentriert, umso eher kann sie zu einer Verringerung der gesundheitlichen Ungleichheit beitragen. Es ist daher besonders wichtig, die Gesundheitsförderungsmaßnahmen auch und vor allem in den Settings durchzuführen, in denen die sozial Benachteiligten wohnen, arbeiten oder ihre Freizeit verbringen.

1.1.5 Gesundheitsförderung für sozial Benachteiligte

Bisher war es kaum möglich, einen Überblick über die Maßnahmen der Gesundheitsförderung zu erhalten, die sich auch und vor allem an die sozial Benachteiligten richten. In Deutschland ist bisher erst selten versucht worden, eine derartige Bestandsaufnahme zu erstellen (vgl. *Tabelle 3* im Fachaufsatz von Thomas Altgeld und Barbara Leykamm). Ihre Aussagekraft lässt sich an den folgenden vier Beispielen verdeutlichen:

1. Eine Übersicht stammt aus Baden-Württemberg (Sozialministerium 1996). Im Anschluss an eine Konferenz zum Thema „Soziale Ungleichheit als Herausforderung für Gesundheitsförderung" hat das Sozialministerium Baden-Württemberg im Jahr 1996 eine Befragung durchgeführt. Im abschließenden Bericht „Gesundheitsförderung mit sozial Benachteiligten" werden 115 Projekte aufgelistet und kurz vorgestellt.
2. Eine weitere Übersicht stammt aus Niedersachsen (Hofrichter/Deneke 2000). Im Rahmen der niedersächsischen Landesarmutskonferenz hat sich dort 1996 der Arbeitskreis „Armut und Gesundheit" gebildet; er wird seitdem von der Landesvereinigung für Gesundheit Niedersachsen e. V. organisiert. In diesem Arbeitskreis entstand die Idee, „einen Projektreader für Niedersachsen zu erarbeiten, in dem sich Praxisprojekte, Arbeitsschwerpunkte, Angebote und Initiativen ... vorstellen können, die mit und für sozial Benachteiligte(n) arbeiten" (ebd., S. 5). In der genannten Publikation werden 74 Gesundheitsförderungsprojekte kurz dargestellt.
3. Eine dritte Übersicht wurde im Institut für Medizinische Soziologie der Heinrich-Heine-Universität in Düsseldorf erstellt. Im Mittelpunkt des Projektes stand eine bundesweite Recherche zur Auffindung und Beschreibung von Projekten der Gesundheitsförderung bei sozial Benachteiligten. Der Endbericht ist Ende Mai 2001 vorgelegt worden; seine Ausbeute war jedoch nicht groß: „Von den 83 ausgefüllten Fragebögen wurden 42 Projekte mit konkreten Interventionsmaßnahmen im Bereich Gesundheitsförderung mit sozial Benachteiligten angemeldet. Bei 29 dieser Projekte handelt es sich um zeitlich begrenzte Interventionen, während 13 Projekte Dauerangebote sind." (Siegrist/Joksimovic 2001, S. 21) Wichtig ist vor allem die Vorstellung von fünf beispielhaften Projekten. Dabei werden die folgenden Themen angesprochen: Arbeits-

losigkeit und Gesundheit, AIDS-Prävention bei Prostituierten, Gesundheitsförderung in einem Stadtteil, Gesundheitsförderung für Auszubildende sowie preiswerte Ernährung.
4. Eine vierte Übersicht basiert auf einem im Rahmen der EU finanzierten und gemeinsam mit Partnern aus Großbritannien und Schweden durchgeführten Projekt. Es versuchte, die Gesundheitsförderungsmaßnahmen zu finden, die nachweislich zu einer Verringerung der gesundheitlichen Ungleichheit bei Kindern geführt haben. Die Suche beschränkte sich dabei auf publizierte Studien aus den westeuropäischen Staaten. Insgesamt wurden ca. 40 Maßnahmen gefunden; keine stammte jedoch aus Deutschland (Mielck et al. 2002).

Dass die genannten Aktivitäten relativ neuen Datums sind, zeigt, dass in Deutschland offenbar erst seit wenigen Jahren versucht wird, die Gesundheitsförderung für sozial Benachteiligte systematisch zu erfassen. Sehr deutlich wird jedoch auch, dass bisher ein System fehlte, das es ermöglichte, aus den Erfahrungen der bereits durchgeführten Projekte zu lernen. Wir wissen viel zu wenig darüber, wo welche Projekte durchgeführt werden und wie erfolgreich diese Projekte waren.
Umso wichtiger ist die Internetplattform, die in diesem Buch vorgestellt wird (siehe Seite 69 ff.). Sie bietet erstmals die Möglichkeit, einen umfassenden und ständig aktualisierten Überblick über die Maßnahmen zu schaffen, die sich dem Ziel „Gesundheitsförderung bei sozial Benachteiligten" gewidmet haben und diese Information allen Interessenten kostenlos zur Verfügung zu stellen. Die Planung und Entwicklung von Gesundheitsförderungsmaßnahmen kann durch die Internetplattform somit entscheidend verbessert werden.

Literatur

Becker, I./Hauser, R. (2002): Zur Entwicklung von Armut und Wohlstand in der Bundesrepublik Deutschland – eine Bestandsaufnahme. In: Butterwegge, Ch./Klundt, M. (Hrsg.): Kinderarmut und Generationengerechtigkeit. Leske und Budrich, Opladen, S. 25–41.

Bosma, H./Peter, R./Siegrist, J./Marmot, M. (1998): Two alternative job stress models and the risk of coronary heart disease. Am. J. Public Health 88, S. 68–74.

Delekat, D./Kis, A. (2001): Gesundheitsberichterstattung Berlin. Spezialbericht 2001–1: Zur gesundheitlichen Lage von Kindern in Berlin. Ergebnisse und Handlungsempfehlungen auf Basis der Einschulungsuntersuchungen 1999. Senatsverwaltung für Arbeit, Soziales und Frauen, Berlin.

Geene, R./Gold, C./Hans, Ch. (Hrsg.) (2002): Armut und Gesundheit. Gesundheitsziele gegen Armut: Netzwerke für Menschen in schwierigen Lebenslagen. Materialien zur Gesundheitsförderung, Band 11, Verlag b_books, Berlin.

Geyer, S./Peter, R. (1999): Occupational status and all-cause mortality. A study with health insurance data from Nordrhein-Westfalen, Germany. Eur. J. Publ. Health 9, S. 114–118.

Grobe, T. G./Schwartz, F. W. (2003): Arbeitslosigkeit und Gesundheit. In: Gesundheitsberichterstattung des Bundes, Heft 13, Robert Koch-Institut, Berlin.

Heinzel-Gutenbrunner, M. (1999): Armutslebensläufe und schlechte Gesundheit. Kausation oder Selektion? Shaker Verlag, Aachen.

Helfferich, C./Hendel-Kramer, A./Klindworth, H. (2003): Gesundheit allein erziehender Mütter und Väter. In: Gesundheitsberichterstattung des Bundes, Heft 14, Robert Koch-Institut, Berlin.

Helmert, U./Mielck, A./Shea, S. (1997): Poverty, health and nutrition in Germany. Reviews on Environmental Health 12, S. 159–170.

Helmert, U. (2003): Soziale Ungleichheit und Krankheitsrisiken. Maro Verlag, Augsburg.

Hofrichter, P./Deneke, Ch. (Hrsg.) (2000): Armut und Gesundheit. Praxisprojekte aus Gesundheits- und Sozialarbeit in Niedersachsen. Landesvereinigung für Gesundheit Nds. e. V., Zentrum für Angewandte Gesundheitswissenschaften der Fachhochschule Nordostniedersachsen und der Universität Lüneburg, Lüneburg.

Jungbauer-Gans, M. (2002): Ungleichheit, soziale Beziehungen und Gesundheit. Westdeutscher Verlag, Wiesbaden.

Kirschner, W./Radoschewski, M./Kirschner, R. (1995): § 20 SGB V: Gesundheitsförderung, Krankheitsverhütung. Untersuchung zur Umsetzung durch die Krankenkassen. Asgard-Verlag, Sankt Augustin.

Klocke, A. (2001): Armut bei Kindern und Jugendlichen und die Auswirkungen auf die Gesundheit. Gesundheitsberichterstattung des Bundes, Heft 4, Robert Koch-Institut, Berlin.

Mielck, A. (2000): Soziale Ungleichheit und Gesundheit: Empirische Ergebnisse, Erklärungsansätze, Interventionsmöglichkeiten. Verlag Hans Huber, Bern et al.

Mielck, A./Reitmeir, P./Rathmann, W. (2001): Soziale Unterschiede in der Schulung von Typ-2-Diabetikern: Auswertung der Augsburger KORA-A Studie. 36. Jahrestagung der Deutschen Diabetes Gesellschaft, Aachen.

Mielck, A./Graham, H./Bremberg, S. (2002): Children, an important target group for the reduction of socioeconomic inequalities in health. In: Mackenbach, J./Bakker, M. (eds.): Reducing inequalities in health: A European perspective. Routledge, London, S. 144–168.

Mielck, A./Heinrich, J. (2002): Soziale Ungleichheit und die Verteilung umweltbezogener Expositionen (Environmental Justice). In: Das Gesundheitswesen 64, S. 405–416.

Noll, H. H. /Habich, R. (1990): Individuelle Wohlfahrt: Vertikale Ungleichheit oder horizontale Disparitäten? In: Berger, P. A./Hradil, S. (Hrsg.): Lebenslagen, Lebensläufe, Lebensstile. Verlag Otto Schwartz & Co., Göttingen, S. 153–188.

Reil-Held, A. (2000): Einkommen und Sterblichkeit in Deutschland: Leben Reiche länger? Institut für Volkswirtschaftslehre und Statistik, Universität Mannheim, Beiträge zur angewandten Wirtschaftsforschung, Nr. 580-00.

Siegrist, J./Joksimovic, L. (2001): „Tackling Inequalities in Health“ – ein Projekt des „European Network of Health Promotion Agencies“ (ENHPA) zur Gesundheitsförderung bei sozial Benachteiligten. Abschlussbericht für das deutsche Teilprojekt. Institut für Medizinische Soziologie der Heinrich-Heine-Universität Düsseldorf, Bundeszentrale für gesundheitliche Aufklärung (BZgA).

Sozialministerium Baden-Württemberg (Hrsg.) (1996): Gesundheitsförderung mit sozial Benachteiligten. Eine Bestandsaufnahme von Initiativen, Projekten und kontinuierlichen Angeboten, Stuttgart.

Steinmeyer, R. (2001): Kariesprävalenz und -sanierung bei Koblenzer Erstklässlern in Bezug zu stadtteilbezogenen Sozialindikatoren. In: Gesundheitswesen 63, S. 423–429.

Streich, W. (2000): Überlegungen und Vorschläge zur Konzeption einer europäischen Berichterstattung über soziale Ungleichheit und die Gesundheit benachteiligter Bevölkerungsgruppen. In: Helmert, U. et al. (Hrsg.): Müssen Arme früher sterben? Soziale Ungleichheit und Gesundheit in Deutschland. Juventa Verlag, Weinheim/München, S. 291–301.

1.2 Gesundheitsförderung für sozial Benachteiligte muss sektorenübergreifend angelegt sein – Vernetzungsaktivitäten auf Länderebene zwischen dem Gesundheits-, Sozial- und Jugendhilfesektor

Thomas Altgeld und Barbara Leykamm

1.2.1 Einleitung

Gesundheitliche Chancengleichheit ist für das deutsche Gesundheitswesen ein relativ neues Themenfeld. Sofern es überhaupt angesprochen wird, stellt es bestenfalls ein Randthema in der aktuellen Debatte um Gesundheitsreformen dar. Lediglich im Rahmen der Umsetzung des 1999 neu gestalteten § 20 SGB V durch die gesetzliche Krankenversicherung werden Ansätze und Erfolge zur Herstellung von gesundheitlicher Chancengleichheit durch Präventions- und Gesundheitsförderungsaktivitäten intensiver diskutiert (vgl. z. B. AOK-Bundesverband 2001).

Dabei stellte gesundheitliche Chancengleichheit in der internationalen Gesundheitspolitik bereits seit Mitte der 80er-Jahre ein vorrangig zu behandelndes Themenfeld dar (vgl. WHO 1993 und 1998). Besonders deutlich wurde dies in der Erklärung der Minister zur Gesundheitsförderung auf der WHO-Konferenz in Mexiko 2000, die in ihrem Abschlussbericht Folgendes festhielten: „Die Lücke in der Chancengleichheit zu schließen ist eine der größten Herausforderungen unserer Zeit. Die Förderung der Gesundheit ist eine wirksame Strategie, um diese Arten von Ungleichheit abzubauen. Um Gesundheit für alle zu erreichen, ist es unbedingt erforderlich, die Bemühungen auf die Verbesserung der Lebensbedingungen für die Unterprivilegierten und Randgruppen sowohl in den Entwicklungs- als auch in den Industrieländern zu konzentrieren. Die Gesundheitsförderung hat beim Schließen der Lücke in der Chancengleichheit sowie bei der Beschäftigung mit den Hauptdeterminanten für die Gesundheit einen wichtigen Beitrag zu leisten.“ (WHO 2000, S. 1)

Die öffentliche Wahrnehmung von Armutslagen in Deutschland, immerhin eine der reichsten Industrienationen der Welt, fand auf Bundesebene von offizieller Seite eher zeitverzögert statt. Die Bundesregierung veröffentlichte erst im März 2001 ihren ersten Armuts- und Reichtumsbericht, in dem von Amts wegen deutlich gemacht wird, welche sozialen Gegensätze zur Alltagsrealität in Deutschland gehören. Insbesondere geht der Bericht auch auf Unterversorgungslagen in verschiedenen Lebensbereichen ein. Die gesundheitlichen Folgen von Armut gehören dabei zu den schwächsten Teilen der ansonsten sehr differenziert und richtungweisend geschriebenen Publikation. Der Bericht wurde federführend vom damaligen Bundesministerium für Arbeit und Sozialordnung erstellt (vgl. Bundesministerium für Arbeit und Sozialordnung 2001).

Auf der Ebene der Bundesländer und einzelner Kommunen sind wesentlich früher Armuts- und Reichtumsberichte erstellt worden. Auch wurden die gesundheitlichen Auswirkungen von Armutslagen bei einzelnen Bevölkerungsgruppen früher als 2001 untersucht (z.B. Landeshauptstadt München 1990; Niedersächsischer Landtag 1998; Bayrisches Staatsministerium für Arbeit und Sozialordnung, Familie, Frauen und Gesundheit 1998; Schleswig-Holsteinischer Landtag 1999). Dass die Thematisierung von Armutslagen auf Länderebene bereits in den 90er-Jahren stattgefunden hat und mit anderen Lebenslagen (z.B. Gesundheit, Bildung) verknüpft wurde, ist eine unmittelbare Auswirkung der Länderzuständigkeiten in vielen Bereichen, z.B. als überörtlicher Sozialhilfeträger oder Gesetzgeber der öffentlichen Gesundheitsdienstgesetze. Nachfolgend soll daher zunächst die Länderebene als eine zentrale Schnittstelle für die Herstellung gesundheitlicher Chancengleichheit charakterisiert werden. Es folgt eine Übersicht über wesentliche Zuständigkeiten, Aktivitäten und Strukturen auf Bundeslandebene, ehe Faktoren benannt werden, die das Funktionieren einer sektorenübergreifenden Gesundheitsförderungsarbeit verbessern.

1.2.2 Zuständigkeiten der Bundesländer

Gesundheitsfördernde und präventive Projekte, die sozial benachteiligte Gruppen erreichen sollen, können nicht nur aus der Gesundheitsversorgung und -förderung selbst heraus organisiert werden, sondern spielen innerhalb des Sozialsektors, der Kinder- und Jugendhilfe oder der Stadtentwicklung als Teilziel bestimmter Maßnahmen eine wesentliche Rolle.

Die Sektoralisierung, die durch die deutsche Sozialgesetzgebung auf der einen Seite und die Zersplitterung von Zuständigkeiten zwischen Bund, Ländern und Gemeinden in einem föderalen System auf der anderen Seite gegeben ist, erschwert eine genaue Übersicht über die Gesundheitsförderungs- und Präventionsangebote für sozial Benachteiligte. Rechtsvorschriften, die präventive oder gesundheitsfördernde Maßnahmen ermöglichen bzw. regeln, lassen sich in fast allen Teilen der Sozialgesetze finden (vgl. Seewald/Leube 2002).

Über die Sozialgesetzgebung hinaus können andere gesetzliche Regelungen auf Bundesebene – beispielsweise das Mutterschutz- oder das Arbeitsschutzgesetz – eine präventive Wirkung entfalten. Auf Länderebene sind es vor allem die jeweiligen Gesetze für den öffentlichen Gesundheitsdienst sowie die Schul- und die Umweltgesetze, die insbesondere für die Gesundheit von Kindern und Jugendlichen eine wesentliche Rolle spielen.

Die Unübersichtlichkeit der deutschen Präventionsgesetzgebung ist in der politischen Diskussion seit Ende der 90er-Jahre mehrfach kritisiert worden und hat unter anderem zur Gründung des „Deutschen Forums Prävention und Gesundheitsförderung" 2002 geführt.

Bereiche, für die die Bundesländer als Gesetzgeber oder Regelungsinstanz zuständig sind, und die wesentliche präventive und gesundheitsförderliche Wirkungen insbesondere auch für sozial Benachteiligte haben können, sind in *Tabelle 1* aufgelistet:

Gesetzliche Regelungszuständigkeiten auf Bundeslandebene
• Öffentlicher Gesundheitsdienst (14 „neue" Gesundheitsdienstgesetze der Länder, zwei Regelungen nach dem Reichsvereinheitlichungsgesetz von 1934 in Niedersachsen und Hessen)
• Schulgesetzgebung der Länder (16 unterschiedliche Regelungen)
• Landesgesetz über Hilfen und Schutzmaßnahmen für psychisch Kranke (PsychKG)
• Hochschulgesetzgebung der Länder
• Krankenhausbedarfspläne
• Landesjugendhilfepläne nach SGB VIII
• Landesumweltrecht
• Landesvereinbarungen zur Gruppenprophylaxe (nach § 21 SGB V)

Tab. 1: Gesetzliche Regelungszuständigkeiten auf Bundeslandebene

Die Zuständigkeit der Länder führt auch zu unterschiedlichen gesetzlichen Regelungen. In einigen Bundesländern existieren z. B. bislang keine Landesjugendhilfepläne oder es sind – bezogen auf den öffentlichen Gesundheitsdienst – noch die alten Regelungen des Reichsvereinheitlichungsgesetzes in Kraft. Dennoch hat sich die Länderebene als ein wesentlicher Impulsgeber für die Diskussion um gesundheitliche Chancengleichheit in Deutschland erwiesen. Dies ist insbesondere auf folgende Aktivitäten zurückzuführen:

- politische Entschließungen auf der Ebene der Gesundheitsministerkonferenz der Länder;
- Aufbau von Sozial- und Gesundheitsberichterstattungssystemen, die eine Verknüpfung von Sozial- und Gesundheitsdaten ermöglichen;
- Aufbau bzw. Förderung von Strukturen, die Angebote vorhalten und Vernetzung zwischen dem Sozial-, Gesundheits-, Jugendhilfe- und Bildungsbereich herstellen;
- Erstellung von Bestandsaufnahmen von Projekten, die gesundheitliche Chancengleichheit herstellen.

Alle genannten Bereiche werden im Folgenden überblickshaft und/oder anhand einiger Beispiele vorgestellt.

1.2.3 Entschließungen der Gesundheitsministerkonferenzen der Länder

Die Gesundheitsministerkonferenz der Länder hat das Themenfeld „gesundheitliche Chancengleichheit" vor allem für den Kinder- und Jugendbereich mehrfach aufgegriffen. Die wichtigsten Entschließungen werden im Folgenden kurz dargestellt.

Die 70. Gesundheitsministerkonferenz (GMK) der Länder hat 1997 einstimmig eine Entschließung zu den „Auswirkungen von sozialer Benachteiligung auf die Gesundheit von Kindern" beschlossen. Darin wird festgehalten, „dass soziale Benachteiligung ein Gesundheitsrisiko darstellt" (Gesundheitsministerkonferenz 1997, S. 1). Es wird auch die Leistungspalette der Gesundheitsversorgung in Bezug auf ihren Nutzen für sozial benachteiligte Gruppen hinterfragt: „Eine entsprechende Leistungspalette ist vorhanden. Sie muss aber aus der Perspektive sozial benachteiligter Gruppen auf ihre Nutzbarkeit und Wirksamkeit hin überprüft werden ... Kurze Wege zu sozialen und gesundheitlichen Hilfsangeboten und eine bessere Kooperation der Leistungsanbieter sind erforderlich, um Probleme angemessen wahrzunehmen, sie wirksam zu bewältigen sowie die Nutzung dieser Angebote zu erleichtern ... Durch eine Verknüpfung von Dienstleistungen können Zugangsbarrieren abgebaut werden." (Ebd., S. 3.)
In dieser Entschließung wird auch eine weitgehende Ausdifferenzierung verschiedener sozial benachteiligter Gruppen von Kindern vorgenommen, deren gesundheitliche Lage zu verbessern sei. Diese Aufstellung stellt für den Kinder- und Jugendbereich erstmals den Versuch einer systematischen Subzielgruppen-Ausdifferenzierung dar und macht deutlich, dass bei Kindern und Jugendlichen sehr unterschiedliche Armuts- und Gesundheitslagen anzutreffen sind. Diese Ausdifferenzierung von genau definierten Subzielgruppen kann für die Entwicklung von Gesundheitsförderungs- und Präventionsaktivitäten genutzt werden. Sie zeigt auch, dass andere Institutionen aus dem Sozial- und Jugendhilfebereich hier bereits in die Betreuung eingebunden sind und deshalb auch in die mögliche Programmplanung einbezogen werden müssen. Folgende Subzielgruppen werden ausdifferenziert:

- Kinder von Alleinerziehenden,
- Jugendliche allein erziehender Mütter,
- kinderreiche Familien in belasteten Lebenssituationen,
- Kinder von nicht integrierten ausländischen Mitbürgern (z. B. Migranten, Asylbewerber und Bürgerkriegsflüchtlinge),
- Kinder arbeitsloser Eltern,
- Kinder suchtkranker Eltern,
- Kinder mit Behinderungen,
- Kinder aus benachteiligten Wohngebieten,
- Sonder- und Hauptschüler,
- arbeitslose Jugendliche (z. B. Jugendliche ohne Lehrstelle, Jungerwachsene ohne abgeschlossene Berufsausbildung oder ohne Arbeit),
- jugendliche Nichtsesshafte (ebd., S. 2 f.).

Die 73. Gesundheitsministerkonferenz hat im Jahr 2000 „Qualitätsstandards zur Verminderung gesundheitlicher Auswirkungen bei Kindern“ verabschiedet (vgl. Stender 2000a). Die Konferenz baut auf der Entschließung der 70. GMK auf und definiert drei zentrale Bausteine zur Verminderung der Auswirkungen sozialer Benachteiligung auf die Gesundheit bei Kindern:

1. Qualitätsstandards, die für die Verminderung sozialer Benachteiligung in allen Lebensphasen des Kindes- und Jugendalters von Bedeutung sind. Postuliert wird u. a. die regionale Kooperation von Akteuren aus der gesundheitlichen und sozialen Versorgungsstruktur und der Einbezug von Institutionen und Personen insbesondere außerhalb des Gesundheitsbereichs zur Vermittlung gesundheitsbezogener Informationen.
2. Verständigung über Verbesserungsvorschläge vom Zeitpunkt vor der Geburt bis zum Ende des Säuglingsalters. Postuliert wird u. a. die zielgerichtete Zusammenarbeit von Gynäkologen, Kinder- und Jugendärzten, Kinderkrankenschwestern der Mütterberatungsstellen, Hebammen (dort, wo sie wirken, auch in der Funktion als Familienhebammen), Krankenhaus sowie Auskunftsstellen für einen zielgerichteten Einsatz von Hebammen.
3. Qualitätsziele zur Versorgung und Gesundheitsförderung von Kindern im Alter von 1 bis 6 Jahren unter besonderer Berücksichtigung der Kindertagesstätten. Gefordert wird u. a. die lebensweltliche Anbindung der Themen Gesundheit und Gesundheitsförderung in Kindertagesstätten sowie eine Frühförderung (vgl. Stender 2000a, S. 2 ff.).

Die 75. Gesundheitsministerkonferenz hat in ihrer Sitzung 2002 einstimmig einen Antrag zur „Gesundheit von Kindern und Jugendlichen – Prävention, Früherkennung und Frühförderung müssen gestärkt werden“ beschlossen. Darin heißt es u. a.: „Dabei muss ein Schwerpunkt zukünftiger Maßnahmen und Aktivitäten verstärkt auf den Handlungsfeldern Gesundheitsförderung, Prävention, Früherkennung und Frühförderung liegen und vor allem auf die Zielgruppe sozial benachteiligter Kinder und Jugendlicher ausgerichtet sein.“

Die Gesundheitszieldiskussion auf Bundesebene wird in dem Antrag ausdrücklich begrüßt und unterstützt, namentlich die Arbeitsgruppen zu den Themen „Gesundheitsziele für die Altersgruppe der unter 20-Jährigen“ und „Nichtrauchen“. Außerdem spricht sich die GMK für eine bessere Koordination und Vernetzung aller Angebote aus, vor allem der wohnortnahen Angebote von Jugendhilfe, Schule, Gesundheitsdiensten und Familienbildung.

In der Entschließung wird für eine Weiterentwicklung der Gesundheitsberichterstattung plädiert. „Dabei sind schicht- und geschlechtsspezifische Aspekte verstärkt zu berücksichtigen. Es gilt darüber hinaus, Wege zu finden, die eine Zusammenführung von Sozial- und Gesundheitsdaten besser ermöglichen.“ Weitere Punkte der Entschließung betreffen die Erhöhung der Zahl jugendlicher Nichtraucher, die Verbesserung des Impfschutzes, die Erhöhung der Inanspruchnahme der Früherkennungsuntersuchungen sowie die Entwicklung von Empfehlungen zur Früherkennung und Frühförderung.

1.2.4 Aufbau von Sozial- und Gesundheitsbericht-Erstattungssystemen, die eine Verknüpfung von Sozial- und Gesundheitsdaten ermöglichen

Um wirksame Maßnahmen für sozial benachteiligte Gruppen entwickeln zu können, war eine Verbesserung der Datenlage notwendig. Diese Entwicklung verlief auf Länderebene quasi zweigleisig. In einigen Bundesländern wurde im Zuge der Sozial- und Armutsberichterstattung auch die Gesundheit als Lebenslage thematisiert und in die Berichterstattung integriert (beispielsweise Niedersächsischer Landtag 1998; Bayrisches Staatsministerium für Arbeit und Sozialordnung, Familie, Frauen und Gesundheit 1998; Schleswig-Holsteinischer Landtag 1999). Auf der anderen Seite wurden in die Gesundheitsberichterstattung verstärkt auch Sozialindikatoren aufgenommen (z.B. Behörde für Arbeit, Gesundheit und Soziales, Hamburg 1995 und 2001; Ministerium für Frauen, Jugend, Familie und Gesundheit des Landes Nordrhein-Westfalen 2000). Die Überarbei-

Erscheinungsjahr	Titel	Herausgeber
1995	*Gesundheit von Kindern und Jugendlichen in Hamburg*	Freie und Hansestadt Hamburg, Behörde für Arbeit, Gesundheit und Soziales
1998	*Bericht der Staatsregierung zur sozialen Lage in Bayern*	Bayrisches Staatsministerium für Arbeit und Sozialordnung, Familie, Frauen und Gesundheit
1998	*Landesbericht zur Entwicklung von Armut und Reichtum*	Niedersächsischer Landtag
1999	*Landesarmutsbericht Schleswig-Holstein*	Schleswig-Holsteinischer Landtag
2000	*Gesundheit von Zuwanderern in NRW; Gesundheit von Frauen und Männern in Nordrhein-Westfalen*	Ministerium für Frauen, Jugend, Familie und Gesundheit des Landes Nordrhein-Westfalen
2001	*Soziale Lage und Gesundheit von jungen Menschen im Land Brandenburg 2001*	Ministerium für Arbeit, Soziales, Gesundheit und Frauen
2001	*Stadtdiagnose 2*	Freie und Hansestadt Hamburg, Behörde für Arbeit, Gesundheit und Soziales
2002	*Kinder- und Jugendgesundheitsbericht*	Niedersächsisches Ministerium für Frauen, Arbeit und Soziales
2002	*Kinderernährung in Baden-Württemberg*	Ministerium für Ernährung und ländlichen Raum und Sozialministerium Baden-Württemberg

Tab. 2: Die wichtigsten intersektoralen Gesundheits- und Armutsberichte auf Länderebene (1995–2002)

tung des Indikatorensatzes der Länder für die Gesundheitsberichterstattung ermöglicht eine Verknüpfung von Sozial- und Gesundheitsdaten. Die wichtigsten intersektoralen Gesundheits- und Armutsberichte auf Länderebene werden in *Tabelle 2* auf Seite 25 aufgelistet.

1.2.5 Auf- und Ausbau bzw. Förderung von Strukturen, die Angebote vorhalten und Vernetzung zwischen dem Sozial-, Gesundheits-, Jugendhilfe- und Bildungsbereich herstellen

Die Strukturbildung auf Länderebene zur Verminderung sozial bedingter, ungleicher Gesundheitschancen ist vielfältig. Gemeinsam ist allen Entwicklungen die Suche nach einer stärkeren Verzahnung mit anderen sozialen Subsystemen. Das Gesundheitssystem war bis dato (wie die anderen gesellschaftlichen Subsysteme auch) ein eher geschlossenes System ohne nennenswerte Bezüge und Kooperationsaktivitäten in den Arbeits-, Sozial-, Bildungs- und Jugendhilfebereichen. Dies ist auch ein wesentliches Handikap in der momentanen Diskussion um effektive Umsetzung des § 20 SGB V. Im Gesetzestext selbst wurden nur für den Bereich der betrieblichen Gesundheitsförderung verpflichtende Bezüge zum SGB VII und der Zusammenarbeit mit den Berufsgenossenschaften hergestellt. Hinweise auf andere Akteure im kommunalen Bereich oder auf Länderebene fehlten vollständig, weil bei der Abfassung des Gesetzestextes der Bundesrat mit seinen Zuständigkeiten ausgeklammert werden sollte. Dies erweist sich jedoch als ein entscheidender Fehler des Gesetzes (vgl. Altgeld 2000), der die Umsetzung des § 20 in Hinblick auf die Verpflichtung, gesundheitliche Chancengleichheit herzustellen, massiv beeinträchtigt. Im Entwurf des Gesetzes war der öffentliche Gesundheitsdienst als Partner für die Gesundheitsförderungsaktivitäten genannt; dieser Passus wurde aber aufgrund der Zustimmungspflichtigkeit durch den Bundesrat ersatzlos gestrichen.

Denkbar wäre auch gewesen, eine analoge Regelung wie für den § 21 SGB V zu formulieren. Dort wurde festgeschrieben, dass die Kassen sich „im Zusammenwirken mit den Zahnärzten und den für die Zahngesundheitspflege in den Ländern zuständigen Stellen unbeschadet der Aufgaben anderer gemeinsam und einheitlich Maßnahmen zur Erkennung und Verhütung von Zahnerkrankungen ihrer Versicherten, die das zwölfte Lebensjahr noch nicht vollendet haben, zu fördern und sich an den Kosten der Durchführung zu beteiligen“ (Abs. 1) haben. Zur Durchführung sollten Rahmenvereinbarungen auf Landesebene geschlossen werden (Abs. 2). Für den Fall des Nichtzustandekommens einer solchen Rahmenvereinbarung bis zum Stichtag 30. Juni 1993 „werden Inhalt, Finanzierung, nicht versichertenbezogene Dokumentation und Kontrolle unter Berücksichtigung der bundeseinheitlichen Rahmenempfehlungen der Spitzenverbände der Krankenkassen durch eine Rechtsverordnung der Landesregierung bestimmt“ (Abs. 3). Diese Festlegung eines Stichtages, verbunden mit der „Drohung“ einer Rechtsverordnung der zuständigen

Landesregierungen, hat dazu geführt, dass in allen Bundesländern Rahmenvereinbarungen abgeschlossen wurden, die die Gruppenprophylaxe wesentlich verbessert haben. Mit dem gewählten Einigungszwang auf Länderebene konnte auch landesspezifischen Rahmenbedingungen (z. B. den jeweiligen ÖGD-Gesetzen und Institutionen auf Landesebene) Rechnung getragen werden. Eine analoge Regelung ist bei der Neufassung des § 20 SGB V nicht weiter verfolgt worden (vgl. auch Landesvereinigung für Gesundheit Niedersachsen 1999).

2

Auf verschiedenen Wegen wurde in einzelnen Bundesländern versucht, die Vernetzung zwischen den unterschiedlichen Sektoren zu verbessern. Insbesondere sind drei Bereiche der Aktivitäten auf dieser Ebene erkennbar:
- Aufbau von Arbeitsschwerpunkten zur gesundheitlichen Chancengleichheit in Landesgesundheitsämtern,
- Aufbau von Arbeitsschwerpunkten zur gesundheitlichen Chancengleichheit in den jeweiligen Landesvereinigungen für Gesundheit,
- gesundheitliche Chancengleichheit als Themenfeld von Gesundheitskonferenzen oder innerhalb der Gesundheitszielformulierung auf Landesebene.

Einzelne Bundesländer, z. B. Nordrhein-Westfalen, Brandenburg, Niedersachsen und Mecklenburg-Vorpommern, haben gleichzeitig Aktivitäten in zwei oder drei der genannten Bereiche entfaltet. Nachfolgend werden die einzelnen Bereiche anhand einzelner Beispiele dargestellt, um die jeweiligen Ansätze zu verdeutlichen.

Aufbau von Arbeitsschwerpunkten zur gesundheitlichen Chancengleichheit in Landesgesundheitsämtern

Der Aufbau von Arbeitsschwerpunkten zur gesundheitlichen Chancengleichheit in Landesgesundheitsämtern hängt teilweise eng mit den Aktivitäten zur landesbezogenen Gesundheitsberichterstattung zusammen (vgl. Kapitel 1.2.4). In Baden-Württemberg wurde darüber hinaus erstmalig in einem Landesgesundheitsamt damit begonnen, weitere Aktivitäten zu entfalten. Bereits 1995 wurde durch das Baden-Württembergische Sozialministerium ein Symposium unter dem Titel „Soziale Ungleichheit als Herausforderung für die Gesundheitsförderung" durchgeführt. Im Jahr 1996 erfolgte die Veröffentlichung einer Bestandsaufnahme von Initiativen, Projekten und kontinuierlichen Angeboten zur Gesundheitsförderung mit sozial Benachteiligten (vgl. Kapitel 1.2.6). In den Folgejahren wurden regionale Fachveranstaltungen durchgeführt, die über Handlungsmöglichkeiten in diesem Feld informierten. 1998 wurde eine Planungsgruppe zur „Chancengleichheit und Gesundheit" eingerichtet, die aus Fachleuten des öffentlichen Gesundheitsdienstes und anderen Bereichen bestand. Ziel der Planungsgruppe war die Entwicklung eines Planungsleitfadens „Gesunde Kinder – gleiche Chancen für alle" (Landesgesundheitsamt Baden-Württemberg, Landesinstitut für den öffentlichen Gesundheitsdienst NRW 2003) sowie die Durchführung einer Fachtagung. Außerdem sollte gesundheitliche Chancengleichheit von Kindern als Thema in den regionalen Arbeitsgemeinschaften für Gesundheit verankert werden.

Der 2003 gemeinsam mit dem Landesinstitut für den öffentlichen Gesundheitsdienst NRW veröffentlichte „Leitfaden für den öffentlichen Gesundheitsdienst zur Förderung gesundheitlicher Teilhabe" soll einen Beitrag zur selten realisierten Brückenbildung zwischen Wissenschaft und Praxis darstellen. Er vermittelt Grundlagen zum Themenfeld „soziale und gesundheitliche Ungleichheit in Deutschland", definiert Kinder und Jugendliche als wichtige Zielgruppe, gibt einen Überblick über Hilfesysteme für diese Zielgruppen und die Grenzen der Leistungsfähigkeit und skizziert Ansätze für eine veränderte lokale Praxis. Dies wird über die Vermittlung von theoretischen Grundlagen genauso geleistet wie durch Projektbeispiele, Checklisten und Literaturhinweise. Im Kapitel zu den Hilfen werden beispielsweise die sieben „wichtigsten Barrieren zwischen Gesundheitsförderung und sozial Benachteiligten" benannt:

- „Informationsdefizite,
- fehlende Zeit und mangelnde Mobilität,
- Sprachbarrieren,
- Angebote ohne Lebenslagenbezug,
- das Image der Behörde,
- kognitive Barrieren: Einstellungen Werte und Prioritäten,
- Finanzen" (ebd., S. 60 ff.).

Besonders interessant ist die Aufstellung der wechselseitigen Informationsdefizite:
„Sozial benachteiligte Personengruppen wissen wenig über:

- Risikoverhalten und die Bewältigung von gesundheitlichen Problemen,
- Gesundheitsförderung im Allgemeinen und die Umsetzung von Empfehlungen in den Alltag,
- die Regelversorgung und die relevanten Ansprechpartner,
- Bedarfe von Kindern und Jugendlichen und besondere Fördermöglichkeiten,
- ihre Rechte.

Die Anbieter von Gesundheitsförderung wissen oft wenig über:

- die Zusammenhänge von Armut und Gesundheit,
- Bedürfnisse, Probleme, Lebenslage und Bedarf der Zielgruppe,
- das Ausmaß des Armutspotentials vor Ort,
- mögliche Kooperationspartner,
- bereits vorhandene Hilfsangebote für die Zielgruppe" (ebd., S. 60).

Anschließend werden Hilfen zur Überwindung von Hürden anhand einer Checkliste zum Informationsfluss gegeben. Das Praxisheft hebt die besondere Rolle des ÖGD hervor und gibt sowohl Einsteigern ins Thema als auch langjährigen Praktikern wertvolle Arbeitshinweise.

Über diesen Leitfaden hinaus wurden in 2003 im Landesgesundheitsamt Baden-Württemberg mit der ÖGD-Projektgruppe Praxistipps für die Themenfelder Vernetzung und Planung in der Gesundheitsförderung, Multiplikatorenschulung und Ernährung, Bewegung, Entspannung erarbeitet. Für den Bereich der Adipositasprävention liegt eine Projektkonzeption für den öffentlichen Dienst zur Umsetzung vor Ort unter dem Titel „Leicht durch(s) Leben" bereits vor (Landesgesundheitsamt Baden-Württemberg 2002).

Ähnlich gelagerte Aktivitäten, wenn auch mit teilweise anderen Schwerpunkten, wurden in den Landesgesundheitsämtern Brandenburg und Niedersachsen sowie dem Landesinstitut für den öffentlichen Gesundheitsdienst NRW entfaltet.

Aufbau von Arbeitsschwerpunkten zur gesundheitlichen Chancengleichheit in den jeweiligen Landesvereinigungen für Gesundheit

Auf Landesebene existieren in den meisten Bundesländern erprobte Modelle zur Vernetzung und Koordination von Gesundheitsförderungsaktivitäten. Landesvereinigungen oder Landeszentralen für Gesundheit/Gesundheitsförderung haben sich dabei als effektive Organisationsform erwiesen und übernahmen in zwölf von 16 Bundesländern diese Funktion. Die einzelnen Einrichtungen können auf unterschiedlich lange Entwicklungszeiträume zurückblicken und haben unterschiedliche, landesspezifische Arbeitsschwerpunkte. Alle Landesvereinigungen sind als Mitgliedervereine konzipiert, das heißt, dass Institutionen und Einzelpersonen aus dem Gesundheits-, Sozial- und Bildungsbereich sich innerhalb des Vereins organisieren. Das Mitgliederspektrum reicht von den gesetzlichen Krankenkassen, Ärzte-/Apothekerkammern, Berufsfachverbänden, Arbeitgeber-/Arbeitnehmerorganisationen, Selbsthilfegruppen, Kommunen und Volkshochschulen bis hin zu Einzelpersonen aus den Bereichen der Politik oder Hochschule. Die konkrete Vernetzung setzt auf verschiedenen Ebenen an. Vernetzt werden:

- der formelle und informelle Sektor,
- Wissenschaft und Praxis,
- Gesundheitsförderungsansätze und Präventionskonzepte,
- unterschiedliche Fachdisziplinen,
- Kostenträger und Leistungsanbieter,
- unterschiedliche Settings (z. B. Schule, Kommune und Betriebe),
- Gesundheitsförderungs- und Qualitätsmanagementstrategien.

Diese vielfältigen Vernetzungsaktivitäten werden wiederum über verschiedene Zugangswege und Serviceangebote realisiert. Zu den Standardangeboten der meisten Landesvereinigungen gehören:

- Kongresse, Fortbildungen und Seminarreihen,
- themenspezifische Arbeitskreise,
- Projektplanung und -beratung,

- Konzeptionierung und Durchführung eigener Modellprojekte,
- praxisnahe Evaluation und Dokumentationshilfen,
- Medien, Dokumentationen und Handreichungen,
- Ausstellungen,
- Aufbau eines Informationspools,
- Herausgabe von Newslettern zur Gesundheitsförderung,
- Datenbanken.

Die Hauptaufgabengebiete in den Landesvereinigungen variieren je nach strukturellen Gegebenheiten des Bundeslandes. Traditionell stark vertreten sind die Arbeitsbereiche „Gesundheitsförderung in Schulen und Kindergärten“, „Kommunale Gesundheitsförderung“, „Bekämpfung gesundheitlicher Ungleichheiten“ und „Betriebliche Gesundheitsförderung“. Gesundheitliche Chancengleichheit spielt als eigenständiger Arbeitsschwerpunkt vor allem in den Landesvereinigungen in Berlin, Hamburg, Mecklenburg-Vorpommern, Niedersachsen, Sachsen-Anhalt und Thüringen eine wesentliche Rolle. Als Querschnittsanforderung an die Arbeit in gesundheitsfördernden Settings ist er in allen Landesvereinigungen verankert. Auch hier sollen – im Folgenden am niedersächsischen Beispiel – die Handlungsmöglichkeiten in diesem Bereich skizziert werden.

Zielsetzung beim Aufbau des Arbeitsschwerpunktes „Soziale Lage und Gesundheit“ 1995 in der Landesvereinigung für Gesundheit Niedersachsen war es, insbesondere die Multiplikatoren aus dem Gesundheits- und Jugendhilfebereich für die Gesundheitsrisiken sozial Benachteiligter zu sensibilisieren. Darüber hinaus sollte eine Plattform geschaffen werden, die es ermöglichte, übergreifende Handlungsperspektiven zu entwickeln. Hierfür wurde ein landesweiter Arbeitskreis „Armut und Gesundheit“ initiiert im Rahmen der niedersächsischen Landesarmutskonferenz, die 1995 unter Beteiligung der Spitzenverbände der Freien Wohlfahrtsverbände, des DGB-Landesbezirks Niedersachsen-Bremen sowie von Verbänden und Initiativen gegründet wurde. Mit dieser Anbindung an die Landesarmutskonferenz konnte der angestrebte Austausch zwischen den verschiedenen Bereichen effektiver gestaltet werden.

Der Arbeitskreis ist kontinuierlich seit 1995 tätig. Ein wesentlicher Schwerpunkt ist die Fortbildung von Multiplikatoren durch die Konzeption oder Anregung verschiedener Fachtagungen. In der Vergangenheit wurde eine landesweite Erhebung zu gesundheitsbezogenen Projekten aus dem Sozial- und Jugendbereich vorbereitet und dann durch die Landesvereinigung für Gesundheit Niedersachsen durchgeführt. Im ersten Jahr analysierte der Arbeitskreis verschiedene kommunale Gesundheits- und Sozialberichte und erörterte sie mit den zuständigen kommunalen Stellen. Aus dieser Diskussion heraus sind Empfehlungen zur Vernetzung von Sozial- und Gesundheitsberichterstattung entstanden, die eine Verzahnung beider Berichtssysteme auf kommunaler und Landesebene bei knappen kommunalen Ressourcen erleichtern sollen und eine Verbesserung der Datenlage zum Ziel haben (vgl. Landesvereinigung für Gesundheit Niedersachsen 1997). In den Empfehlungen wurde unter anderem festgehalten:

- „Eine frühzeitige Vernetzung von Sozial- und Gesundheitsberichterstattung ist notwendig. Da auf kommunaler Ebene zumeist verschiedene Ressorts damit befasst sind, erfolgt hier zumeist kein abgestimmtes Vorgehen. Eine völlig unabhängige, getrennt sich vollziehende Datenerfassung und Berichterstattung ist eher die Regel als die Ausnahme ... Eine bessere Verzahnung beider Bereiche muss deshalb angestrebt werden. Diese Verzahnung beginnt bei der gegenseitigen Information über geplante Vorhaben, Kontakten der zuständigen Mitarbeiter/-innen und kann bis zu einer gemeinsamen Maßnahmenplanung führen.
- Angesichts der knappen öffentlichen Gelder können weniger große Gesamterhebungen der Maßstab für kommunale Gesundheits- und Sozialberichte sein; hypothesengeleitete, pragmatischere Berichtsformen lassen sich unter diesen Rahmenbedingungen wahrscheinlich leichter erstellen. Diese sollten möglichst kleinräumig erfolgen, z. B. auf Stadtteilebene. So können kommunale Hilfebedarfe identifiziert und eventuell auch kommunale Gesundheitsziele entwickelt werden ...
- Eine Qualitätssicherung bei den Schuleingangsuntersuchungen ist notwendig. Maßnahmen zur Qualitätssicherung sind in diesem Bereich bislang zu wenig ergriffen worden, sie müssen jedoch auf regionaler und überregionaler Ebene eingeleitet werden, damit die Daten verlässlicher werden und eine gesicherte Vergleichbarkeit gegeben ist.
- Eine höhere Transparenz verfügbarer, kommunaler Daten muss angestrebt werden. Die meisten erhobenen Daten sind weder für die Kommunalpolitik noch für die Öffentlichkeit zugänglich, da eine Auswertung entweder nicht erfolgt oder nur einem kleinen Kreis zugänglich gemacht wird. Eine regelmäßige Veröffentlichung der vorhandenen Daten für die Politik und die kommunale Gesundheitsversorgungs- und Sozialarbeitspraxis kann die fachlichen Diskussionen und die Planung von Maßnahmen effektiver machen.
- Eine institutionalisierte Zusammenarbeit zwischen der Jugendhilfeplanung, dem öffentlichen Gesundheitsdienst und der Sozialplanung – bespielsweise in Form ämterübergreifender Arbeitsgruppen – ist notwendig. Sie kann die vorhandene Datenlage analysieren und Anstöße für Kleinberichte geben. Außerdem kann so die Hilfeplanung und der Ressourceneinsatz verbessert werden." (Vgl. ebd., S. 1 f.)

2002 wurde eine Handlungshilfe für Sozialprojekte zur Beantragung von Mitteln nach § 20 SGB V erarbeitet (vgl. Landesvereinigung für Gesundheit Niedersachsen 2003) und deren Umsetzung im Sozialsektor in Niedersachsen überprüft. Außerdem wurden verschiedene Projektberatungen durchgeführt, z. B. zur medizinischen Versorgung in einer neu eingerichteten Krankenwohnung für Obdachlose oder für den Aufbau kommunaler Vernetzungen zu Armut und Gesundheit. Derzeit besteht der Arbeitskreis aus 29 Mitgliedern, die aus dem Forschungs- und Bildungssektor sowie Sozial-, Jugendhilfe- und Gesundheitssektor kommen.

Insgesamt hat die Landesvereinigung für Gesundheit Niedersachsen in Zusammenarbeit mit dem Arbeitskreis „Armut und Gesundheit" und anderen Einrichtungen mehr als

20 Fachtagungen zum Thema „Gesundheitliche Chancengleichheit" organisiert. Nachfolgend nur einige Beispiele für die behandelten Tagungsthemen:

- Armut und Krankheit – Wechselwirkungen zwischen Krankheit/Gesundheit und sozialer Lage von Frauen (1996);
- Arbeitslosigkeit und Gesundheit (1997);
- Die im Dunkeln sieht man nicht – Armut und Gesundheitsgefährdung von Kindern (1998);
- Menschen auf der Straße – zwischen Psychiatrie, Wohnungslosenhilfe und Suchtkrankenhilfe (1998);
- Leben auf der Straße. Zur gesundheitlichen und sozialen Situation von Frauen und Männern, Mädchen und Jungen, deren Lebensmittelpunkt die Straße ist (1999);
- Sucht und Armut (1999);
- Annähernd fremd. Was heißt interkulturelles Handeln für die Arbeit mit Kindern und Jugendlichen aus unterschiedlichen Kulturen? (2000);
- Suppenküchen im Schlaraffenland? Ernährung und Armut (2000);
- Merkt denn keiner was? Armut im Alltag von Kindertagesstätten und Schulen (2001);
- Armut und Gewalt!!?? (2001);
- Soziale Lage und Bildung von Kindern ... und die gesundheitlichen Folgen (2002);
- Praxiswerkstatt „Kinder und Geld" (2002);
- Chronisch krank – Chronisch arm? (2003).

Die meisten Fachtagungen wurden dokumentiert (u. a. Altgeld/Hofrichter 2000), sodass die erarbeiteten Materialien auch einem größeren Kreis von Multiplikatoren zugänglich gemacht werden konnten. Außerdem wurde Chancengleichheit als Themenschwerpunkt mit unterschiedlichen inhaltlichen Akzenten für verschiedene Ausgaben des Newsletters zur Gesundheitsförderung „impu!se"gewählt, den die Landesvereinigung mit einer Auflage von 5000 Exemplaren quartalsweise herausgibt. Auch hierüber wurden Multiplikatoren aus dem Gesundheits-, Sozial-, Bildungs- und Jugendhilfesektor erreicht.

In Berlin organisierte Gesundheit Berlin e. V. im Jahr 2003 bereits den neunten bundesweiten Kongress „Armut und Gesundheit". Er findet jährlich statt und erreicht regelmäßig etwa 800 Teilnehmer/-innen. Die Kongresse werden ebenfalls ausführlich dokumentiert und stellen die umfangreichste Material- und Projektsammlung für die Gesundheitsförderung mit sozial Benachteiligten dar (vgl. u. a. Geene/Gold/Hans 2001 und 2002 sowie den Fachaufsatz von Raimund Geene in diesem Heft).

Kennzeichnend für die Arbeit in den Landesvereinigungen ist die Fokussierung der Arbeit auf die Fort- und Weiterbildung von Multiplikatoren, die Sammlung und zielgruppengerechte Aufbereitung von Informationen, Moderation und Initiierung von trägerübergreifenden Arbeitskreisen, Erarbeitung von Handlungshilfen für die Praxis sowie die Initiierung von Modellprojekten. In allen Landesvereinigungen, in denen ein eigener Arbeitsschwerpunkt zur gesundheitlichen Chancengleichheit aufgebaut wurde, ist in den letzten zehn Jahren eine Vielzahl von entsprechenden Aktivitäten entfaltet worden.

Es erfolgte darüber eine Ressourcenbündelung und bessere Vernetzung unterschiedlicher gesellschaftlicher Subbereiche. Im Bereich der medizinischen Versorgung von Obdachlosen konnten beispielsweise neue Formen der Zusammenarbeit zwischen dem Gesundheits- und Sozialbereich angebahnt werden.
So hat die Ärztekammer Niedersachsen einen Aufruf zum freiwilligen Engagement von Ärzten innerhalb von Einrichtungen der Wohnungslosenhilfe und ein mobiles, aufsuchendes Versorgungsangebot für Obdachlose gestartet. Darüber konnte die ärztliche Besetzung des mobilen Angebotes sowie Sprechstunden in Einrichtungen der Wohnungslosenhilfe realisiert werden. Außerdem hat die Ärztekammer Niedersachsen über eine ihr verbundene Einrichtung die Evaluation der ersten Krankenwohnung für Obdachlose in Hannover durchgeführt und die ambulante medizinische Versorgung der Krankenwohnung organisiert. Kooperationen zwischen verschiedenen Trägern aus unterschiedlichen Bereichen können aber nur funktionieren, solange sie mit einer wie auch immer gearteten Gewinnerwartung auf Seiten der verschiedenen Partner verbunden sind und diese sich auch realisieren lassen.

Intermediäre Strukturen und professionelle Moderatoren und Moderatorinnen mit Schlüsselqualifikationen wie sie in den Landesvereinigungen vorhanden sind, erleichtern den Aufbau organisationsübergreifender, neutraler Strukturen.

Gesundheitliche Chancengleichheit als Themenfeld von Gesundheitskonferenzen oder innerhalb der Gesundheitszielformulierung auf Landesebene

Gesundheitliche Chancengleichheit spielt innerhalb der Arbeit einzelner Landesgesundheitskonferenzen und in der von immer mehr Bundesländern betriebenen landesbezogenen Gesundheitszieldiskussionen eine wesentliche Rolle. Als Beispiele für diese Akzentsetzung sollen die Arbeit der Landesgesundheitskonferenz Nordrhein-Westfalen sowie die neuen Gesundheitszielprozesse aus Brandenburg und Mecklenburg-Vorpommern kurz vorgestellt werden.

In Nordrhein-Westfalen wurde 1991 als analoge Struktur zu den Landesvereinigungen eine Landesgesundheitskonferenz gegründet, um eine bessere Verzahnung des Gesundheitswesens zu erreichen. Die Landesgesundheitskonferenz versteht sich als Anstoß zu einer neuen Kultur gemeinsamen Handelns im Gesundheitswesen in Nordrhein-Westfalen (vgl. Weihrauch 2003). 1995 wurde mit dem Projekt der „Ortsnahen Koordinierung der gesundheitlichen und sozialen Versorgung“ in 28 Kommunen des Landes eine vergleichbare Struktur auf örtlicher Ebene erprobt. Mit dem Gesetz über den öffentlichen Gesundheitsdienst NRW (ÖGDG) sind sowohl die Landesgesundheitskonferenz als auch die kommunalen Gesundheitskonferenzen gesetzlich verankert.
Entschließungen und Erklärungen der letzten Landesgesundheitskonferenzen wurden in Arbeitsgruppen vorbereitet und in der Gesamtkonferenz beschlossen. Für den Bereich der

gesundheitlichen Chancengleichheit sind vor allem folgende Entschließungen richtungsweisend:

- „Stärkung der Stellung der Bürger und Patienten im Gesundheitswesen Nordrhein-Westfalen",
- „Gesundheit für Kinder und Jugendliche in Nordrhein-Westfalen",
- „Soziale Lage und Gesundheit".

In der Entschließung der 10. Landesgesundheitskonferenz 2001 zum Thema „Soziale Lage und Gesundheit" wurden Empfehlungen und Hintergrundinformationen zu drei Bereichen gegeben:

- geschlechtsspezifische Aspekte von Gesundheit und Krankheit,
- schichtenspezifische Ungleichheiten der Gesundheit (insbesondere bei Kindern, Jugendlichen und Wohnungslosen),
- Gesundheit von Zuwanderern (vgl. Ministerium für Frauen, Jugend, Familie und Gesundheit des Landes Nordrhein-Westfalen 2001).

In acht Bundesländern wurden Gesundheitszielprozesse auf Landesebene begonnen:

- Hamburg,
- Nordrhein-Westfalen,
- Berlin,
- Sachsen-Anhalt,
- Schleswig-Holstein,
- Niedersachsen,
- Brandenburg,
- Mecklenburg-Vorpommern.

In Bayern wurde mit „bayernaktiv" ein ähnlich gelagertes Projekt gestartet, das die gesundheitliche Situation in Bayern verbessern will. Es versteht sich jedoch nicht explizit als Gesundheitszielprojekt, sondern als Dachkampagne für unterschiedliche Aktivitäten auf den Gebieten der gesundheitlichen Versorgung, Prävention, Forschung und Gesundheitsförderung.

Die Gesundheitszielprozesse und deren Umsetzung befinden sich in unterschiedlichen Stadien. Hamburg und Nordrhein-Westfalen haben Anfang der 90er-Jahre bereits damit begonnen, die anderen Bundesländer wesentlich später. In einigen Zielprozessen, insbesondere in den neueren Zielformulierungsaktivitäten in Niedersachsen, Brandenburg und Mecklenburg-Vorpommern, spielt gesundheitliche Chancengleichheit eine wesentliche Rolle.

In Brandenburg wurde 2003 eine Zieldiskussion zur Gesundheit von Kindern und Jugendlichen begonnen. Ähnlich wie in Hamburg und Niedersachsen sollen ausschließlich Kinder und Jugendliche im Fokus des Zieldiskussionsprozesses stehen. Im Rahmen einer Fachtagung wurde durch das Ministerium für Arbeit, Soziales, Gesundheit und

Frauen ein Prozess der Entwicklung von Gesundheitszielen in Gang gesetzt. „Zusammen mit allen an der gesundheitlichen Betreuung und Versorgung Beteiligten sollen auf der Grundlage valider Daten besondere Defizite ermittelt, Vorschläge für deren Lösung abgeleitet und Instrumente zur Erreichung konsensfähiger Ziele entwickelt werden.“ (Ministerium für Arbeit, Soziales, Gesundheit und Frauen des Landes Brandenburg 2003, S. 1)

Schon im Rahmen der Eröffnungskonferenz wurde die soziale Lage als Querschnittsthema für alle Zielthemen festgeschrieben: „Der sozialkompensatorische Aspekt soll bei allen zur Diskussion stehenden Themen besondere Berücksichtigung finden.“ (Ebd., S. 2.) Die beschlossenen Zielbereiche reichen von Schutzimpfungen über Unfallprävention bis hin zum Thema Gesundheitsförderung/Suchtprävention in den Settings Kindertagesstätte und Schule (vgl. ebd., S. 4). Der Prozess der Zieldefinition in Brandenburg soll im Jahr 2003 abgeschlossen werden.

Im Mai 2003 wurde in Mecklenburg-Vorpommern auf einer Kindergesundheitskonferenz ein Zielkatalog unter dem Titel „Chancengleich gesund aufwachsen in Mecklenburg-Vorpommern“ verabschiedet. „Dabei soll das im bundesweiten Prozess gesundheitsziele.de formulierte Gesundheitsziel ‚Gesund aufwachsen: Ernährung, Bewegung und Stressbewältigung‘ aufgegriffen und landesspezifisch umgesetzt werden.“ (Sozialministerium Mecklenburg-Vorpommern 2003, S. 1) Mecklenburg-Vorpommern ist damit das erste Bundesland, das eine solche landesspezifische Anpassung der exemplarischen Gesundheitsziele auf Bundesebene vorantreibt, die im Rahmen von gesundheitsziele.de erarbeitet wurden (vgl. Altgeld 2003). „Die dazu für Mecklenburg-Vorpommern entwickelten vier Gesundheitsziele in den Themenfeldern Bewegung, Ernährung und Stressbewältigung sollen mit höchster Priorität in Kindertagesstätten, Schulen, Familie und Freizeit realisiert werden. Die Belange sozial benachteiligter Kinder sind dabei besonders zu berücksichtigen.“ (Ebd.)

Über die Umsetzung der vier Zielbereiche hinaus wurden weitere sechs Gesundheitsziele entwickelt, „die die gesundheitliche Vorsorge und die Gesundheitsversorgung“ (vgl. ebd., S. 2) verbessern sollen. Das Zielkonzept besteht damit aus folgenden zehn Zielen:

- Entwicklung von Bewegungsangeboten zur Reduzierung des Bewegungsmangels,
- Förderung eines gesunden Ernährungsverhaltens zur Reduzierung von Fehlernährung,
- Stärkung der Fähigkeiten zur Stressbewältigung,
- Verbesserung der Rahmenbedingungen für Gesundheitsförderung und Suchtprävention in den Lebensräumen von Kindern und Jugendlichen,
- Vorsorgeuntersuchungen im Kindes- und Jugendalter,
- Mundgesundheit von Kindern und Jugendlichen,
- Impfungen,
- Behandlung und Betreuung von chronisch (allergie-)kranken Kindern,
- psychiatrische Versorgung im Kindes- und Jugendalter,
- Gesundheit im Säuglingsalter und Senkung der Frühgeburtenrate.

Für alle zehn Zielbereiche wurden in Vorbereitung der Kindergesundheitskonferenz in Arbeitsgruppen genaue Zielformulierungen vorgenommen sowie Teilziele/Handlungsfelder, Adressaten der Maßnahmen, Maßnahmenvorschläge und mögliche Partner für die Umsetzung festgelegt. In einer Folgekonferenz 2005 soll eine erste Zwischenbilanz gezogen werden. „Das Sozialministerium wird gebeten, in enger Zusammenarbeit mit der Landesvereinigung für Gesundheitsförderung und weiteren dafür notwendigen Partnern den gesamten Prozess Gesundheitsziele auch zukünftig zu moderieren und zu koordinieren. Die Kindergesundheitskonferenz weist darauf hin, dass dieser Prozess langfristig angelegt werden muss und deshalb flexibel und für Mitwirkende offen zu gestalten ist." (Vgl. ebd., S. 2.)

Allen drei Prozessen gemeinsam ist eine enge Verzahnung des Gesundheitsbereiches mit dem Sozial- und Jugendhilfesektor. Sowohl die Zusammenarbeit innerhalb der Landesgesundheitskonferenz als auch die Kindergesundheitskonferenzen im Rahmen der Zieldiskussionen sind intersektoral angelegt.

1.2.6 Erstellung von Bestandsaufnahmen von Projekten, die gesundheitliche Chancengleichheit herstellen

Die meisten konkreten Praxisprojekte zur Verminderung gesundheitlicher Ungleichheiten sind im Sozialbereich angesiedelt. Dort existieren geeignete Zugangswege zur Zielgruppe der sozial Benachteiligten. Innerhalb des Gesundheitsbereiches bestehen aber auch Handlungsmöglichkeiten und -notwendigkeiten, die bislang nicht ausgeschöpft wurden. In fünf Bundesländern wurden Bestandsaufnahmen von gesundheitsbezogenen Angeboten in anderen Hilfesystemen durchgeführt, die insbesondere sozial Benachteiligte erreichen. *Tabelle 3* gibt einen Einblick in die Anlage der Untersuchungen und deren Ergebnisse.

Bis auf die erste Übersicht aus Baden-Württemberg sind alle Erhebungen bundeslandbezogen. In Hamburg und Berlin wird ausschließlich der Kinder- und Jugendbereich erfasst, aber auch die anderen Befragungen stellen einen eindeutigen Angebotsschwerpunkt in diesem Bereich fest (vgl. Landesvereinigung für Gesundheit Niedersachsen 1999; Sozialministerium Baden-Württemberg 1996). Offensichtlich hat sich in der Angebotsstruktur wenig geändert, denn der erste Bericht aus Baden-Württemberg konstatiert bereits: „Hinsichtlich der Zielgruppen fällt auf, dass Projekte mit männlichen Jugendlichen nahezu gänzlich fehlen, ferner Projekte mit Obdachlosen/Straßenkindern, Sozialhilfeempfängern und alten Menschen nur spärlich zu finden sind. Der geringe Anteil an stadtteilbezogenen Projekten unterstreicht die Forderung nach einer stärkeren Berücksichtigung der Gemeinwesenorientierung." (Sozialministerium Baden-Württemberg 1996, S. 6)

	BADEN-WÜRTTEMBERG	NIEDERSACHSEN	BERLIN	HAMBURG	THÜRINGEN
Zeitraum der Datensammlung	1995/1996	1998/2000	2001/2002	2002	2002/2003
Reichweite der Erhebung	Baden-Württemb. und in Teilaspekten bundesweit	Niedersachsen	Berlin	Hamburg	Thüringen
Erfasste Projekte insgesamt	115	74	544	428 Angebote von 102 Einrichtungen	123 Angebote von 112 Trägern
Aus folgenden Ressorts des Sozial- und Jugendbereiches	Kinder/Jugendliche; Mädchen/Frauen; Alleinerziehende; Familien; Sozialhilfeempfänger-/innen; Arbeitslose; Obdachlose/Straßenkinder; Migranten; Häftlinge/Strafgefangene; AIDS-Kranke/HIV-Infizierte; Suchtmittelabhängige; Behinderte; alte Menschen; Stadtteilbewohner/-innen	Arbeitslose, Familien; Frauen/Mädchen; Gemeinwesen; Inhaftierte; Kinder/Jugendliche; Kranke/Behinderte; Menschen mit Migrationshintergrund; Multiplikatoren; Wohnungslose	Gesundheitsförderungsangebote im Kinder- und Jugendbereich	Einrichtungen der offenen Jugendarbeit	Gesundheitsbezogene Angebote für sozial Benachteiligte im Bildungs-, Sozial- und Gesundheitswesen
Charakter der Erhebung	Bundesweite Bestandsaufnahme von modellhaften Angeboten	Landesbezogene Bestandsaufnahme, verbunden mit einer qualitativen Analyse zweier Modellregionen	Landesbezogene Bestandsaufnahme	Landesbezogene Bestandsaufnahme des Jugendbereichs	Landesbezogene Bestandsaufnahme und qualitative Nachbefragung von 25 Projekten
Finanziert durch	Landesmittel	Landesmittel; Bundesministerium für Forschung und Bildung	Landesmittel	Studentisches Projekt der Hochschule für Angewandte Wissenschaften, Veröffentlichung über Hamburgische Arbeitsgemeinschaft für Gesundheitsförderung	AOK Thüringen
Publikationsjahr und -form	1996 als Projektreader	1999 als Projektreader	Bislang nicht veröffentlicht	2003 als Überblick über Einrichtungen in den Bezirken mit Beispielen für gesundheitsbezogene Angebote	2003 als Projektreader

Tab. 3: Bestandsaufnahmen von gesundheitsbezogenen Angeboten in Baden-Württemberg, Niedersachsen, Berlin, Hamburg und Thüringen

In Niedersachsen wurde von 1999 bis 2001 eine qualitative Analyse zweier Modellregionen ergänzend zu einer landesweiten Bestandsaufnahme durchgeführt. Die Studienergebnisse zeigen, dass geeignete Zugangswege zur Zielgruppe der sozial Benachteiligten existieren, nur eben nicht im Gesundheitsbereich selbst. In der Studie kommt deutlich zum Ausdruck, dass es „vergessene" Zielgruppen in der Prävention und Gesundheitsförderung gibt – Gruppen, für die ein Handlungsbedarf besteht, aber nur wenige oder keine Angebote. Diese Zielgruppen sind:

- sozial benachteiligte Männer allgemein,
- männliche Jugendliche,
- Migranten, besonders männliche,
- Arbeitslose, besonders mit Migrationshintergrund,
- alte Menschen (vgl. Waller et al. 2001, S. 65).

Auch die Thüringer Untersuchung von 2003 kam zu ähnlichen Ergebnissen: „Des Weiteren wurde festgestellt, dass sich die Mehrheit der Anbieter traditionellen Methoden der Gesundheitserziehung bedient. Die Angebote sind sehr stark wissensorientiert ausgerichtet. Bei den rückgemeldeten Angeboten handelt es sich bei einem großen Teil um individuelle Hilfeangebote, d. h. ein Setting-, bzw. ein sozialräumlich orientierter Bezug ist nur bei wenigen Angeboten zu erkennen. Die ermittelten Angebote lassen sich vorwiegend in städtischen Ballungsgebieten mit im Durchschnitt betrachtet zum Teil recht guter Infrastruktur, einer hohen Kaufkraft, einer hohen Bildungsstruktur und einer niedrigen Arbeitslosenquote finden." (Vgl. Agethur 2003, S. 2.) Auch in Niedersachsen fand sich die Hälfte aller Angebote in der Landeshauptstadt Hannover, obwohl dort nur 7 % der niedersächsischen Bevölkerung leben (vgl. Deneke et al. 2001, S. 48).

Interessant ist auch das Fazit der Hamburger Untersuchung: „Im Bereich der offenen Jugendarbeit werden also gerade die Zielgruppen gut erreicht, die von der ‚herkömmlichen' Gesundheitsförderung kaum angesprochen werden. Während der Angebotsschwerpunkt im Bereich Bewegung und Sport liegt, werden zusätzliche Angebote auf dem Gebiet der Ernährung für besonders notwendig erachtet. Offenbar bestehen hier – neben dem Gesundheitsförderungsbedarf – Versorgungslücken, denen Jugendeinrichtungen aufgrund ihrer gegenwärtigen personellen und materiellen Ausstattung nicht gerecht werden können." (Institut für Gesundheitswissenschaften e. V. 2003, S. 53) Die Hamburger Untersuchung kommt übrigens zu dem Ergebnis, dass sozial benachteiligte, männliche Jugendliche über die offene Jugendarbeit sehr gut erreicht werden (ebd., S. 5).

In Niedersachsen wurde 2001 auch die Umsetzung des § 20 SGB V im Sozial- und Jugendhilfebereich untersucht. Die gesetzlichen Krankenversicherer haben bislang keine nennenswerten Initiativen zu einer grundlegenden Neuausrichtung ihrer Aktivitäten zur Primärprävention auf sozial benachteiligte Zielgruppen erkennen lassen. Dies mag angesichts des zunehmenden Konkurrenzdrucks innerhalb der GKV und der Finanzsituation verständlich sein; unverständlich bleibt aber, warum der Sozialsektor ein stärkeres Kassenengagement bislang nicht einfordert.

Der Mehrzahl der befragten Einrichtungen (58 %) ist nicht einmal bekannt, dass Krankenkassen Projekte zur Gesundheitsförderung im Rahmen des § 20 SGB V finanziell fördern können. Immerhin 40 % der Befragten ist die Gesetzesinitiative bekannt (vgl. Richter/Altgeld 2002, S. 125 f.). Die befragten Institutionen und Personen erhalten mehrheitlich keine Förderung und haben bisher nur ungenügende Informationen über die neu geschaffenen Möglichkeiten der Primärprävention. Wie die Untersuchung zeigt, herrscht allerdings an Projektideen und weiterführendem Interesse kein Mangel. Die Hürden der Antragstellung sind jedoch zu hoch und es bedarf weit mehr Informations- und Aufklärungsarbeit, als bisher betrieben wurde (ebd.).

Vor allem sektorenübergreifende Informationspolitik erscheint dringend notwendig, damit sich auf unteren Praxisebenen nicht wiederholt, was auf der Ebene der Fachministerien bislang mit einer allzu engen Ressortorientierung vorgelebt wurde – die völlig unverknüpfte Entwicklung zweier im Grunde miteinander eng zusammenhängender Sektoren. Auf Basis der Untersuchungsergebnisse wurde ein Projektleitfaden entwickelt, der es Projekten aus dem Sozial- und Jugendhilfebereich erleichtern soll, Mittel bei Krankenkassen zu beantragen (Landesvereinigung für Gesundheit Niedersachsen 2003).

Alle vorgestellten Untersuchungen haben gezeigt, dass die Gesundheitsförderung von den Erfahrungen in anderen Bereichen profitieren kann und dass umgekehrt auch Anregungen aus dem Gesundheitsförderungssektor die Arbeit in anderen Bereichen befruchten können. Die Ergebnisse aus Baden-Württemberg und Niedersachsen spielten bei der Diskussion um die Aktivitäten der gesetzlichen Krankenkassen im Bereich der Primärprävention eine wesentliche Rolle. Die Annäherung zwischen Krankenkassen und Trägern der Sozialarbeit verläuft schleppend und erschöpft sich leider manches Mal in gegenseitigen Ansprüchen und Erwartungen, ohne dass konkrete Handlungsorientierungen abzurufen sind. Landesvereinigungen für Gesundheit, trägerübergreifende Arbeitskreise oder Landesgesundheitskonferenzen können hier Brückeninstanzen bilden, die einer engeren Verzahnung von Gesundheitsförderungs- und Primärpräventionsaktivitäten sektorenübergreifend den Weg bereiten können.

1.2.7 Fazit

Eine stärkere Kooperation zwischen dem Gesundheits- und Sozialsektor wurde von Mühlum et al. bereits 1998 in dem Grundsatzpapier „Soziale Arbeit und Gesundheit" (Mühlum et al. 1998) gefordert. In den Abschlussempfehlungen resümieren sie: „Das Verhältnis der Sozialarbeit zur Gesundheitsarbeit ist in Praxis, Lehre und Wissenschaft neu zu justieren. Dabei ist insbesondere der Zusammenhang von Gesundheit und Lebenslagen stärker zu berücksichtigen. Sozial- und Gesundheitsberufe müssen dementsprechend neu positioniert werden." (Ebd., S. 120.) Diese Neupositionierung ist von keiner der beiden benannten Seiten erfolgt.

Eine deutlichere Positionierung des Gesundheits-, Sozial- und Jugendhilfebereichs zu Gemeinschaftsaktivitäten – verbunden mit konkreten Kooperationsangeboten – wäre jedoch wünschenswert. Auf der Länderebene gibt es einige Bespiele, die zeigen, dass diese Zusammenarbeit funktioniert. Diese Zusammenarbeit wird erleichtert, wenn der politische Wille der Spitzen der jeweiligen Landesministerien eine Schwerpunktsetzung im Bereich gesundheitliche Chancengleichheit als ein wesentliches Ziel definiert. Angesichts der Heterogenität der Strukturen auf Länderebene können verschiedene Strukturen die engere Verzahnung zwischen den genannten Bereichen vorantreiben, insbesondere Landesvereinigungen für Gesundheit oder Landesgesundheitskonferenzen – also Strukturen, die per se trägerübergreifend arbeiten und über Moderations- und Steuerungskompetenzen verfügen, um eine gemeinsame Positionierung verschiedener Akteure zu ermöglichen.

Die zunehmende Strukturbildung und Förderung auf Bundesebene, die Präventions- und Gesundheitsförderungsaktivitäten insbesondere für sozial Benachteiligte vorantreiben sollen, ist auf Umsetzungspartner im föderalen System angewiesen. Beispiele für diese Strukturbildung auf Bundesebene sind

- die Neufassung des § 20 SGB V,
- das Programm der Bundesregierung „Soziale Stadt" und dessen Begleitprogramm „Entwicklung und Chancen",
- der nationale Diskussionsprozess zur Erstellung von Gesundheitszielen „gesundheitsziele.de" mit Chancengleichheit als Querschnittsthema der Zielformulierung,
- die Gründung des „Deutschen Forums Prävention und Gesundheitsförderung" beim Bundesministerium für Gesundheit und Soziale Sicherung,
- die aktuelle Erhebung zu Projekten und Maßnahmen zur Gesundheitsförderung bei sozial Benachteiligten in der Bundesrepublik Deutschland durch die Bundeszentrale für gesundheitliche Aufklärung und Gesundheit Berlin e. V. (vgl. S. 65 ff.).

Die Prozesse auf Bundes-, Landes- und kommunaler Ebene können erhebliche Synergieeffekte erzeugen, gerade wenn gesundheitliche Chancengleichheit als politisches Ziel auf allen Ebenen verankert wird. Diese Entwicklung ist für Deutschland relativ neu. Die Umsetzung des § 20 SGB V und die Entwicklung von Qualitätsstandards für Projekte und Maßnahmen zur Gesundheitsförderung bei sozial Benachteiligten sind erste konkrete Umsetzungsmöglichkeiten für eine verbesserte Kooperation. Gesundheitsförderung mit sozial Benachteiligten ist eine Gemeinschaftsaufgabe, in die alle Akteure eingebunden werden müssen und die nur über ein stärkeres intersektorales Vorgehen erfolgreich sein kann. Die Intersektoralität beginnt bei der gegenseitigen Information und kann in eine gemeinsame Projektplanung und -durchführung münden, wie die Erfahrungen in einigen Bundesländern bereits jetzt zeigen.

Literatur

Agethur (2003): Projekt „Verminderung sozialer Ungleichheit von Gesundheitschancen im Setting, unveröffentlichtes Manuskript, Weimar.

Altgeld, T. (2000): Kursprogramme können gesundheitliche Chancengleichheit nicht herstellen! In: Prävention 3/2000, 23. Jahrgang, S. 73–76.

Altgeld, T./Hofrichter, P. (Hrsg.) (2000): Reiches Land – Kranke Kinder?, Mabuseverlag, Frankfurt/Main.

Altgeld, T. (2001): Gesundheitliche Chancengleichheit ist eine Gemeinschaftsaufgabe – Handlungsmöglichkeiten und -notwendigkeiten für die gesetzlichen Krankenkassen. In: AOK-Bundesverband, Prävention für sozial Schwache, Bonn, S. 35–49.

Altgeld, T. (2002): Soziale Benachteiligung und deren gesundheitlichen Folgen bei Kindern und Jugendlichen. In: Niedersächsisches Ministerium für Frauen, Arbeit und Soziales, Kinder- und Jugendgesundheitsbericht, Hannover, S. 26–28.

Altgeld, T. (2003): Gesundheitsziel Kindergesundheit. Ein Beitrag zur Chancengleichheit für die heranwachsenden Generationen? In: Bundesgesundheitsblatt 2/2003, 46. Jahrgang, S. 120–127.

AOK-Bundesverband (2001): Prävention für sozial Schwache – Dauerbrenner oder Strohfeuer im Kassen-Wettbewerb? – Dokumentation des Expertenhearings am 19. Oktober 2001 in Köln/Bonn.

Bayrisches Staatsministerium für Arbeit und Sozialordnung, Familie, Frauen und Gesundheit (1998): Bericht der Staatsregierung zur sozialen Lage in Bayern, München.

Bundesministerium für Arbeit und Sozialordnung (2001): Lebenslagen in Deutschland, Berlin.

Deneke, C./Hofrichter, P./Waller, H. (2001): Armut und Gesundheit. Bestandsaufnahme, Bewertung und Entwicklung von gesundheitsbezogenen Interventionsprojekten in Niedersachsen. Schlussbericht – vorgelegt am Zentrum für angewandte Gesundheitswissenschaften (ZAG), FH NON, Lüneburg.

Freie und Hansestadt Hamburg (1995): Gesundheit von Kindern und Jugendlichen – Zwischenbilanz 1994, Hamburg.

Freie und Hansestadt Hamburg, Behörde für Arbeit, Gesundheit und Soziales (2001): Stadtdiagnose 2, Hamburg.

Geene, R./Gold, C./Hans, C. (Hrsg.) (2001): Armut macht krank, Teil 1 bis 3, Berlin, b_books.

Geene, R./Gold, C./Hans, C. (Hrsg.) (2002): Armut und Gesundheit – Gesundheitsziele gegen Armut, Teil I und II, Berlin, b_books.

Gesundheitsministerkonferenz (GMK) (1997): Beschluss der 70. Gesundheitsministerkonferenz: „Auswirkungen von sozialer Benachteiligung auf die Gesundheit von Kindern", Saarbrücken.

Institut für Gesundheitswissenschaften e.V. (Hrsg.) (2003): Gesundheit im Angebot ... Hamburger Jugendeinrichtungen, Hamburg.

Landesgesundheitsamt Baden-Württemberg (2002): Leicht durch(s) Leben, Stuttgart.

Landesgesundheitsamt Baden-Württemberg und Landesinstitut für den öffentlichen Gesundheitsdienst NRW (2003): Gesunde Kinder – Gleiche Chancen für alle? Ein Leitfaden für den öffentlichen Gesundheitsdienst zur Förderung gesundheitlicher Teilhabe, Bielefeld.

Landeshauptstadt München, Sozialreferat (Hrsg.) (1990): Lebenslagen Alleinerziehender in München, München.

Landesvereinigung für Gesundheit Niedersachsen (1997): Empfehlungen zur Gesundheits- und Armutsberichterstattung, unveröffentlichtes Manuskript, Hannover.

Landesvereinigung für Gesundheit Niedersachsen (1999): Gesundheitsförderung, Prävention und Selbsthilfe als Zukunftsaufgabe der gesetzlichen Krankenversicherung, Hannover.

Landesvereinigung für Gesundheit Niedersachsen/Zentrum für Angewandte Gesundheitswissenschaften der Fachhochschule Nordostniedersachsen und der Universität Lüneburg (Hrsg.) (2000): Armut und Gesundheit – Praxisprojekte in Niedersachsen, Hannover und Lüneburg.

Landesvereinigung für Gesundheit Niedersachsen (2003): Leitfaden zur Beantragung von Mitteln nach § 20 SGB V, unter www.gesundheit-nds.de, Zugriff 29. 5. 2003.

Ministerium für Arbeit, Soziales, Gesundheit und Frauen des Landes Brandenburg (1997): Zur Gesundheit der Schulanfänger im Land Brandenburg, Potsdam.

Ministerium für Arbeit, Soziales, Gesundheit und Frauen des Landes Brandenburg (2001): Soziale Lage und Gesundheit von jungen Menschen im Land Brandenburg 2001, Potsdam.

Ministerium für Arbeit, Soziales, Gesundheit und Frauen des Landes Brandenburg (2003): Ergebnisprotokoll der Fachtagung zur Gesundheit von Kindern und Jugendlichen im Land Brandenburg, unveröffentlichtes Manuskript, Potsdam.

Ministerium für Frauen, Jugend, Familie und Gesundheit des Landes Nordrhein-Westfalen (2000): Gesundheit von Zuwanderern in Nordrhein-Westfalen, Düsseldorf.

Ministerium für Frauen, Jugend, Familie und Gesundheit des Landes Nordrhein-Westfalen (2000): Gesundheit von Frauen und Männern in Nordrhein-Westfalen, Düsseldorf.

Ministerium für Frauen, Jugend, Familie und Gesundheit des Landes Nordrhein-Westfalen (2001): Entschließung der 10. Landesgesundheitskonferenz: Soziale Lage und Gesundheit, Düsseldorf.

Mühlum, A./Franzkowiak, P./Köhler-Offierski, A./Paulus, P./Zurhorst, G. (1998): Soziale Arbeit und Gesundheit. In: Blätter der Wohlfahrtspflege (145), Heft 5–6, S. 116–121.

Niedersächsischer Landtag – 14. Wahlperiode (1998): Landesbericht zur Entwicklung von Armut und Reichtum (Drucksache 14/220), Hannover.

Niedersächsisches Ministerium für Frauen, Arbeit und Soziales, Landesvereinigung für Gesundheit Niedersachsen (2001): Gesundheitsziele in Niedersachsen, Hannover.

Niedersächsisches Ministerium für Frauen, Arbeit und Soziales (2002): Niedersächsischer Kinder- und Jugendgesundheitsbericht, Hannover.

Richter, A./Altgeld, T. (2002): Kooperation zwischen Krankenkassen und sozialen Einrichtungen findet nicht statt – Ergebnisse einer Umfrage zur Umsetzung des § 20 Abs. 1–3 SGB V in Niedersachsen. In: Geene, R./Gold, C./Hans, C. (Hrsg.) (2002): Armut und Gesundheit – Gesundheitsziele gegen Armut, Teil I und II, Berlin, b_books, S. 125–130.

Robert Koch-Institut/Statistisches Bundesamt (2001): Gesundheitsberichterstattung des Bundes, Heft 03/01, Armut bei Kindern und Jugendlichen, Berlin.

Schleswig-Holsteinischer Landtag (1999): Landesarmutsbericht Schleswig-Holstein, Drucksache 14/2276, Kiel.

Seewald, O./Leube, K. (2002): Expertise Präventionsregelungen im Auftrag des Bundesministeriums für Gesundheit, Endbericht April 2002, unveröffentlichtes Manuskript, Regensburg.

Sozialministerium Baden-Württemberg (Hrsg.) (1996): Gesundheitsförderung mit sozial Benachteiligten: Eine Bestandsaufnahme von Initiativen, Projekten und kontinuierlichen Angeboten, Stuttgart.

Sozialministerium Baden-Württemberg (Hrsg.) (2000): Kindergesundheit in Baden-Württemberg, Stuttgart.

Sozialministerium Baden-Württemberg (Hrsg.) (2002): Kinderernährung in Baden-Württemberg, Stuttgart.

Sozialministerium Mecklenburg-Vorpommern (2003): Chancengleich gesund aufwachsen in Mecklenburg-Vorpommern – Entwurf für eine Entschließung, unveröffentlichtes Manuskript, Schwerin.

Stender, K.-P. (2000a): Qualitätsstandards zur Verminderung gesundheitlicher Auswirkungen sozialer Benachteiligung bei Kindern – Abschlussbericht, Hamburg.

Stender, K.-P. (2000b): Vom Quartier in die GMK und zurück – Verminderung gesundheitlicher Auswirkungen sozialer Benachteiligung bei Kindern. In: impu!se, Nr. 28, 3. Quartal 2000/September, Hannover, S. 7.

Weihrauch, B. (2003): Gesundheitsziele – Das Beispiel des Landes Nordrhein-Westfalen. In: Bundesgesundheitsblatt 2/2003, Jahrgang 46, S. 114–119.

Weltgesundheitsorganisation (WHO) (1993): Ziele zur „Gesundheit für alle". Die Gesundheitspolitik für Europa. Aktualisierte Fassung September 1991, Kopenhagen.

WHO (1998): Gesundheit für alle für das einundzwanzigste Jahrhundert, Kopenhagen.

WHO (2000): Erklärung der Minister zur Gesundheitsförderung, 5. Weltgesundheitskonferenz in Mexiko, zitiert nach www.gesundheitberlin.de, Zugriff 17. 7. 2002.

1.3 Neun Jahre Kongresse „Armut und Gesundheit"

Raimund Geene

Berlin, im Herbst 1995. Gerhard Trabert, ein engagierter Arzt aus Mainz, und Jenny de la Torre in ihrer Praxis für Obdachlosenmedizin am Berliner Ostbahnhof bereiten sich auf den alljährlichen Ansturm der Wohnungslosen vor, der jeweils mit dem winterlichen Kälteeinbruch einsetzt. Ellis Huber, Präsident der Berliner Ärztekammer, möchte anknüpfen an Tradition und Auftrag von Rudolf Virchow. Er will den Blickwinkel der Ärzteschaft auch auf sozial indizierte Gesundheitsprobleme lenken. Eine Gruppe von Studierenden des neuen Studienganges „Gesundheitswissenschaften/Public Health" an der Technischen Universität Berlin plant, die theoretischen Erkenntnisse der Sozialepidemiologie aus dem universitären Elfenbeinturm mit Betroffenen und Praktikern abzugleichen. Gemeinsam entwickeln sie das Konzept für einen bundesweiten Kongress „Armut und Gesundheit" in Berlin. Organisiert wird die Tagung durch die neu gegründete Arbeitsgemeinschaft für Gesundheitsförderung, Gesundheit Berlin e. V. und die Ärztekammertochter MUT.

Thematisch beschränkt sich der Kongress auf die gesundheitlichen Probleme von Migranten, Wohnungslosen und allein erziehenden Frauen. Zunächst noch weitgehend unter Ausschluss der Öffentlichkeit, ohne Resonanz aus Wissenschaft, Politik und Verbänden, versammeln sich aber doch gut 200 Betroffene, und ihre professionellen Helfer/-innen diskutieren über Bedingungen der Gesundheit in den jeweiligen Lebenslagen und Strategien der Gesundheitsförderung.

Wenngleich in kleinem Kreis, bestärkt der Erfahrungsaustausch die Praktiker/-innen vor Ort, lässt sie Hoffnung und neue Kraft tanken für ihre oft mühevolle Arbeit vor Ort. Ein Folgekongress wird verabredet und findet ein Jahr später statt. Doch dieser 2. Kongress ist stärker begleitet von dem Gefühl, „im eigenen Saft zu schmoren", die Adressaten für eine Verbesserung der gesundheitlichen Situation armer Menschen nicht zu erreichen. So wird der 3. Kongress im Dezember 1997 breiter angelegt, einbezogen werden Vertreter/-innen von Gewerkschaften und Politik aus der Berliner Sozial- und Gesundheitsverwaltung. Insbesondere die neu gebildeten Plan- und Leitstellen der Berliner Gesundheitsämter engagieren sich im Bereich der Foren zu Arbeitslosigkeit und Gesundheit, die den Kongress verbreitern.

1.3.1 Armut und Gesundheit in spezifischen Lebenslagen

Umstritten bleibt jedoch die Definition der Armut: Kann man davon ausgehen, dass diese durch Sozialhilfe verhindert ist? Oder wächst trotz Arbeitslosen- und Sozialhilfe die Verarmung in Deutschland? Die Bundesregierung bezieht hier ab 1998 deutlich Stellung: Mit dem im Koalitionsvertrag 1998 vereinbarten 1. Armuts- und Reichtumsbericht der Bundesrepublik Deutschland wird die Existenz von Armut eingeräumt, gesundheitliche Auswirkungen werden untersucht. Bundesgesundheitsministerin Andrea Fischer engagiert sich im Rahmen des Kongresses „Armut und Gesundheit", an dem sie in allen drei Jahren ihrer Amtszeit teilnimmt, und entwickelt konkrete Maßnahmen. Neben dem erwähnten Armuts- und Reichtumsbericht zählt dazu vor allem die Wiedereinführung der Gesundheitsförderung als Kassenleistung mit der Präzisierung, diese auf Verringerung sozial bedingter Ungleichheit von Gesundheitschancen [SGB V, § 20 (1)] auszurichten, aber auch die Einrichtung einer ständigen Arbeitsgruppe zu „Armut und Gesundheit" unter Leitung ihres Ministeriums. Hier sollen konzertierte Maßnahmen aller Akteure im Gesundheitswesen zur Verbesserung der gesundheitlichen Situation in schwierigen Lebenslagen initiiert und zusammengeführt werden. Über die Bundeszentrale für gesundheitliche Aufklärung engagiert sich die Bundesregierung auch im europäischen Netzwerk „Tackling Inequalities in Health".

In seltener Eintracht von Politik, Verbänden und sozialer Bewegung begleitet und verstärkt der Kongress diese Entwicklung. Aus diesen Anfängen ist ein regelmäßiges Forum entstanden, auf dem alljährlich am ersten Dezemberwochenende Erfahrungen ausgetauscht, Fortschritte und Rückschritte bilanziert und Strukturen gebildet werden, die die Diskussion um eine soziallagenbezogene Gesundheitsförderung bündeln. Gebündelt wird das Engagement vieler Praktiker/-innen vor Ort, von Wissenschaftler/-innen wie Rolf Rosenbrock, Adelheid Kuhlmey, Gisela Fischer und Karl Lauterbach (Sachverständigenrat der Konzertierten Aktion), von Gerd Glaeske (Uni Bremen) und Ulrike Maschewsky-Schneider (Berliner Zentrum Public Health), von Ärztevertretern wie den Berliner Kammerpräsidenten Ellis Huber und Günther Jonitz und vielen anderen, die Schirmherrschaft durch Bundesgesundheitsministerin Ulla Schmidt und den Regierenden Bürgermeister von Berlin, Klaus Wowereit, aber auch die regelmäßige Teilnahme vieler weiterer Politiker/-innen, von denen vor allem die inzwischen verstorbene brandenburgische Sozialministerin Regine Hildebrandt hervorgehoben werden muss.

Der Einsatz dieser Menschen hat dazu beigetragen, dass die Kongresse mit inzwischen rund tausend Teilnehmer/-innen als größte Public-Health-Veranstaltungen in Deutschland etabliert sind. Mit Unterstützung zahlreicher Kooperationspartner wie der Caritas, dem Deutschen Institut für Urbanistik, dem AOK-Bundesverband und insbesondere von Elisabeth Pott, der Direktorin der Bundeszentrale für gesundheitliche Aufklärung, gelingt es den Mitarbeiter/-innen von Gesundheit Berlin e. V., die Vielfalt zwischen Kiez- und Bundesperspektiven, die Sichtweisen und Bedürfnisse von Verbänden, Politik und Selbsthilfegruppen unter ein Dach zu bringen.

1.3.2 Skandalisierung gesundheitlicher und sozialer Ungleichheit

Der Kongress bemüht sich mit jährlich wechselnden thematischen Schwerpunktaussagen, gesundheitliche und soziale Ungleichheit als Skandal zu benennen und zum öffentlichen Thema zu machen. So lautet das Thema im Jahr 2000 „Armut macht krank!". Im Untertitel wird gefragt: „Wie können arme Menschen von präventiver und kurativer Gesundheitsversorgung erreicht werden?"

Wichtig sind dabei auch internationale Erfahrungen, die beispielsweise die langjährige WHO-Direktorin Ilona Kickbusch auf dem Kongress 2000 in ihrem Einführungsbeitrag einbringt. Die Erkenntnisse zum Zusammenhang von sozialer Ungleichheit und Gesundheit werden auf Deutschland übertragen und eigene Ergebnisse verbreitet. Neben den Diskussionen über benachteiligte Lebenslagen wird ein gesundheitspolitischer Diskurs geführt über Prävention, Gesundheitsziele, Patientenrechte, Stadtentwicklung, Versorgung mit Arztmobilen, Zahnprophylaxe und Disease-Management-Programme.

Inhaltlich zentral sind Schlüsselerkenntnisse wie die des ehemaligen Vorsitzenden des Sachverständigenrates der Konzertierten Aktion Friedrich-Wilhelm Schwartz, dass arme Menschen eine um sieben Jahre kürzere Lebenserwartung haben als reichere, oder dass arme Menschen gegenüber reichen in nahezu jeder Lebenssituation ein mindestens doppelt so hohes Risiko besitzen, schwer zu erkranken, zu sterben, einen Unfall zu erleiden oder von Gewalt betroffen zu sein.

Zum 6. Kongressjahr eröffnen Gesundheit Berlin und das Bundesministerium für Gesundheit ein gemeinsames Internetprojekt, in dem modellhaft einzelne Gesundheitsprojekte präsentiert werden, die Menschen in schwierigen Lebenslagen helfen. Jeden Monat werden konkrete Projekte vorgestellt, die benachteiligten Menschen helfen, und für deren Unterstützung Bundesministerin Ulla Schmidt wirbt. Aufgegriffen wird dabei die Gesundheitssituation von Kindern und Jugendlichen, von Familien und Frauen, von Wohnungslosen und Arbeitslosen, von AIDS- und Suchterkrankten. Redaktionelle Beiträge und Berichte vom Kongress „Armut und Gesundheit" rundeten das bis 2002 befristete Internetprojekt ab. Unter www.armut-und-gesundheit.de ist das Kooperationsprojekt dokumentiert, das nunmehr im Rahmen einer neuen Internetplattform weiterentwickelt werden kann (siehe unten).

1.3.3 Partizipation und Empowerment in der Gesundheitsförderung

Als Konzept zur Stärkung der gesundheitlichen Potenziale armer und ausgegrenzter Menschen wird auf den Ansatz der Weltgesundheitsorganisation (WHO) verwiesen. In Settings werden Gesundheitsziele in sozialen Gefügen und Organisationsstrukturen nach den spezifischen Lebensbedingungen formuliert. Das Konzept geht davon aus, dass die Menschen den größten Teil ihrer Zeit in ihren beruflichen, regionalen und sozialen Lebensbereichen verbringen. Der Settingansatz der Gesundheitsförderung zielt darauf ab, mithilfe möglichst vieler Beteiligter die jeweiligen Gesundheitspotenziale im Lebensbereich aufzuspüren und zu entwickeln. Durch aktive Beteiligung der Menschen soll deren Sachverstand und Handlungsfähigkeit für die Gesundheitsfragen vor Ort genutzt (Partizipation) und gestärkt (Empowerment) werden.

Es hat sich vielfach erwiesen, dass die Beteiligung der einbezogenen Menschen – sowohl als Betroffene wie auch als Patienten – der Schlüssel für die Entwicklung gesunder Lebenswelten und Lebensstile sein kann. Settingbereiche mit langer Erprobung sind dabei die Netzwerke „Gesunde Städte", „Gesundheitsfördernde Schulen", „Gesundheitsförderung am Arbeitsplatz" und „Gesundheitsförderndes Krankenhaus/Health Promoting Hospitals".

1.3.4 Ressortübergreifende Ansätze und soziallagenbezogene Maßnahmen

Das Netzwerkkonzept aufnehmend, steht der 7. Kongress – „Armut und Gesundheit 2001" – unter dem Leitthema „Gesundheitsziele gegen Armut: Netzwerke für Menschen in schwierigen Lebenslagen". Netzwerke sind dabei Weg und Ziel der soziallagenbezogenen Gesundheitsförderung. Netzwerke helfen, sich artikulierbar zu machen und Gesundheitsprobleme zu bewältigen. Soziale Strukturen sind Netzwerke. Netzwerke zu bilden, ist ein wesentliches Gesundheitsziel für Prozess- und Strukturqualität der gesundheitlichen Versorgung. Der Abbau von sozialer Not und sozial bedingter Ungleichheit von Gesundheitschancen ist ein vorrangiges Ergebnisziel der Gesundheitspolitik, wie bereits in der erwähnten gesetzlichen Bestimmung zur Gesundheitsförderung bekundet.

Um soziallagenbezogene Maßnahmen zu entwickeln, zu proklamieren und sie sowohl modellhaft als auch in Formen der Regelversorgung anzuwenden, bedarf es ressortübergreifender Ansätze und einer breiten Koalition von Betroffenen, von Unterstützern aus Politik, Wissenschaft, Krankenkassen, Verwaltung und sozialer Bewegung sowie von professionellen Helferinnen und Helfern, die sich ihre Verantwortung bewusst machen. So eröffnen neben Elisabeth Pott auch die damalige Staatssekretärin Ulrike Mascher (BM Arbeit und Sozialordnung) und der Staatssekretär Achim Großmann (BM Verkehr, Bau- und Wohnungswesen) den Kongress 2001, der beispielhaft gesundheitspolitische Ansätze mit sozial- und arbeitsmarktpolitischen Überlegungen anderer Ressorts zusammenbringt. Der Austausch über Erfahrungen, die im Bund-Länder-Programm „Soziale Stadt" gemacht werden, ist nunmehr fester Bestandteil der Kongresse „Armut und Gesundheit", und das Deutsche Institut für Urbanistik (Difu) zählt seitdem zum festen Kreis der Veranstalter.

1.3.5 Der Kongress geht online – Datenbank zu Projekten und Maßnahmen

Der 8. Kongress im Dezember 2002 fokussiert auf „Orte der Gesundheitsförderung – Die Gesundheitspotenziale von Menschen in schwierigen Lebenslagen stärken". Neben den vielen Diskussionen auf den 45 Foren ist die Etablierung des Projekts www.datenbank-gesundheitsprojekte.de von besonderer Bedeutung. Als flankierende Maßnahme zum Programm „Soziale Stadt" hat die Bundeszentrale für gesundheitliche Aufklärung (BZgA) Gesundheit Berlin e. V. damit beauftragt, eine Bestandsaufnahme von Projekten und Maßnahmen zur Gesundheitsförderung bei sozial Benachteiligten in der Bundesrepublik Deutschland durchzuführen. Die erhobenen Angebote wurden in einer über das Internet recherchierbaren „lebendigen Datenbank" zusammengeführt, die allen interessierten Akteuren zum Informations- und Erfahrungsaustausch, als Informationspool zur Netzwerkbildung und zur schnellen Verbreitung von aktuellen Informationen dienen soll.

3

Mit dem Datenbestand liegt nun erstmals ein qualifizierter Überblick über die Vielfalt der gesundheitsförderlichen Maßnahmen und Projekte vor, die sich teilweise oder vorwiegend an Menschen in schwierigen und belastenden Lebenssituationen wenden. Begleitet durch einen Beirat von Fachleuten aus Wissenschaft und Praxis, können daraus auch Kriterien für gelungene Maßnahmen und Strategien (über so genanntes Benchmarking) abgeleitet werden. Insofern bietet die Bestandsaufnahme eine wichtige Grundlage zur Weiterentwicklung und Professionalisierung des Handlungsfelds der soziallagenbezogenen Gesundheitsförderung.

Nach Erfassung der auf dem Postweg eingegangenen Fragebögen in der Datenbank ist es seit August 2003 möglich, sich unter der Adresse www.datenbank-gesundheitsprojekte.de einen aktuellen, differenzierten Überblick über Angebote der Gesundheitsförderung bei sozial Benachteiligten zu verschaffen (siehe auch Abschlussbericht Projektphase 1: „Erhebung von Projekten und Maßnahmen zur Gesundheitsförderung bei sozial Benachteiligten in der Bundesrepublik Deutschland" in diesem Fachheft). Unter der genannten Internetadresse können ebenso die Fragebögen der Erhebung für Neuerfassungen heruntergeladen werden. Auch die direkte Eingabe von Angeboten, Projekten und Maßnahmen via Onlinefragebogen ist möglich. Mit einer redaktionellen Aufarbeitung der aktuellen Diskussion der Gesundheitsförderung wird ein breit nutzbares Forum der Kommunikation geschaffen – der Kongress geht online als lebendige Internetplattform mit einer laufend aktualisierten, ebenso lebendigen Datenbank, die der Gesundheitsförderung einen transparenten Ort gibt und sie nicht nur den Akteuren, sondern allen Interessierten leicht zugänglich macht.

Das Kongressmotto 2002 „Orte der Gesundheitsförderung – Die Gesundheitspotenziale von Menschen in schwierigen Lebenslagen stärken" trägt auch dem Anspruch Rechnung, Einrichtungen, Netzwerke, Projekte der Gesundheitsförderung für arme Menschen in der Bundesrepublik Deutschland verorten zu können. Folgende Fragen stellten sich

dabei: Wo leben arme Menschen? Welchen gesundheitsschädlichen Lebensbedingungen sind sie ausgesetzt? Wie können ihre Belastungen gesenkt und zugleich ihre Ressourcen zur Bewältigung von Belastungen gestärkt werden?
Arme Menschen haben nicht nur einen besonderen Bedarf an gesundheitlicher Unterstützung. Bei ihnen ist auch die Diskrepanz zwischen gesundheitlicher Situation und gesundheitlichen Potenzialen enorm hoch. Umso wichtiger ist es, diese Orte der Unterstützung zu identifizieren und bekannt zu machen – seien es reale Orte, d. h. konkrete Projekte oder auch virtuelle Orte wie die genannte Datenbank, die diese Angebote erfassen und katalogisieren.

In diesem Bestreben zeigt sich erneut die wichtige Strategie gesundheitlicher Netzwerke und Netzwerkbildung. Erst dort, wo Gesundheit erkannt und kommuniziert wird, können auch konkrete Maßnahmen zur Gesundheit von Einzelnen und von sozialen Gruppen eingeleitet werden. Netzwerke dienen zu einer solchen zielgruppengenauen Unterstützung von Menschen in schwierigen Lebenslagen und bieten einen Ansatz zur Selbstfindung sozialer Gruppen. In Netzwerken sind die Menschen in der Lage, ihre eigenen Gesundheitspotenziale zu erkennen und zu verbessern. Gewünscht sind Formen des „Empowerments" und der Selbstentdeckung gesundheitlicher Pfade durch Einzelne und soziale Gruppen. Beispielhaft findet dies statt in Selbsthilfegruppen, in Gesundheits- und Sozialzentren, in Kursen und Beratungsstellen von jungen, oft allein erziehenden Müttern sowie in Angeboten für vereinsamte und verarmte ältere Menschen. Gesundheitsfördernde Netzwerke schließen auch Schul- und Jugendfreizeiteinrichtungen mit ein, bei denen das Gesundheitsthema oft nicht im Vordergrund steht, deren Bedeutung für ein gesundes Leben aber nicht hoch genug eingeschätzt werden kann. Das Ziel dabei ist, die jeweiligen Peer-Groups an das Thema Gesundheit heranzuführen. Netzwerke sind gleichzeitig auch eine Methode der Politikbildung, durch die intersektorales Arbeiten verstärkt wird. Initiativen verschiedener Politikbereiche (Städtebau und Sozialpolitik) belegen eindrucksvoll die Notwendigkeit solcher ressortübergreifenden Ansätze, denen im Gesundheitssystem bislang zu wenig Aufmerksamkeit geschenkt wird.

Dies weiterführend steht der 9. Kongress 2003 unter dem Motto „Strategien der Gesundheitsförderung". Stehen die Orte fest, an denen Aktivitäten der Gesundheitsförderung für sozial Benachteiligte angesiedelt sind, so wird jetzt danach gefragt, wie an diesen Orten gearbeitet wird und ob diese Aktivitäten erfolgreich im Sinne eines „health gain", also eines Zugewinns an Gesundheit, sind. Damit wird der Netzwerkgedanke insofern sinnvoll konkretisiert, als es wesentlich um den Austausch von Praxiserfahrungen, Evidenzen und Qualitätsmaßstäben der gesundheitsförderlichen Arbeit geht.

Dies greift eine langjährige Diskussion auf, in der insbesondere die bisher mangelhafte wissenschaftliche Zusammenführung, Aufarbeitung und Methodenbildung des vorliegenden Praxis- und Datenwissens über Gesundheitsförderung kritisiert wird. Problembereiche, die in diese Debatte hineinreichen, sind etwa die der Evidenzbasierung, der Qualitätssicherung oder der Evaluation von Maßnahmen der Gesundheitsförderung.

Sinnvoll und ergebnisorientiert vorangebracht wird diese Debatte, wenn die verschiedenen Handlungs- und Bewertungsansätze zunächst einmal formuliert, vorgestellt und verglichen werden können. Dabei ist zum Beispiel ein Stadtteilprojekt als Lern- und Lehrmaterial ebenso bedeutsam wie die Studie einer wissenschaftlichen Expertengruppe.

Eine exklusive Expertenorientierung des Kongresses wird dadurch vermieden. Vielmehr müssen die verschiedenen Akteure in einen bewussten Dialog treten und sich konstruktiv über die besten Strategien austauschen. Als wesentlicher Maßstab kann dabei die Beantwortung der Frage dienen, inwiefern sich diese Strategien in einer Tradition der Gesundheitsförderung sehen, wie sie die WHO 1986 mit der Ottawa-Charta entworfen hat. Konkret ist zu fragen: Genügen die vorgestellten Strategien den Prinzipien wie Interessenvertretung, Partizipation, Enabling, Empowerment, Neuorientierung und Nachhaltigkeit? Was können wir an Handlungsfeldern, Strukturen und Erfahrungen zusammentragen? Wie begründen und belegen wir den Nutzen unserer Gesundheitsförderung und Prävention? Wie messen wir Qualität und Wirksamkeit? Welche Einbindungen, Kooperationsbeziehungen und Zielsetzungen bestehen?

Die selbstbewusste Behandlung dieser Fragen auf den Kongressen „Armut und Gesundheit" ist Ausdruck der Selbstorganisierung der Gesundheitsförderer zu einem praxisorientierten Qualitätsmanagement. Datenbank und Internetplattform liefern dafür eine systematische Voraussetzung, und sie verstetigen diesen Prozess über das einmalige jährliche Ereignis hinaus.

1.4 Interventionen zur Gesundheitsförderung bei Kindern und Jugendlichen aus sozial benachteiligten Gruppen*

Elisabeth Pott und Frank Lehmann

1.4.1 Ausgangssituation

In Deutschland leben rund 13 Millionen Kinder zwischen 0 und 14 Jahren sowie 5,5 Millionen Jugendliche zwischen 15 und 20 Jahren. Die Frage, wie viele und welche von ihnen sozial benachteiligt sind, kann nicht ohne weiteres beantwortet werden. Verschiedene Beurteilungskriterien werden angewandt:

- niedriges Einkommen,
- Unterversorgung in verschiedenen Lebensbereichen wie Arbeit/Beruf, Bildung und Wohnen,
- subjektive oder milieubezogene Armutseinschätzung oder
- sozial-emotionale Defizite.

Ein leicht zugänglicher Wert ist die Anzahl von Menschen mit Sozialhilfebezug, der allerdings mit einer hohen Dunkelziffer behaftet ist und auch zunächst lediglich den wirtschaftlichen Aspekt betrifft: Der Prozentsatz der Kinder und Jugendlichen, deren Eltern Sozialhilfe beziehen, liegt bei 7 % oder 910.000 Kindern zwischen 0 und 14 Jahren und 4,3 % oder 236.000 Jugendlichen zwischen 15 und 20 Jahren. Weitere Lebenssituationen, die häufig mit sozialer Benachteiligung einhergehen, finden sich u. a. bei Alleinerziehenden (9,7 Millionen Ehepaare erziehen ihre Kinder gemeinsam; 3 Millionen Frauen und Männer sind allein erziehend), Familien mit vielen Kindern (93.000 Familien erziehen fünf und mehr Kinder, hiervon 11.000 allein erziehend) sowie Migranten (in Deutschland haben rund 2 Millionen Kinder und Jugendliche eine nicht deutsche Staatsangehörigkeit) (Robert Koch-Institut in Zusammenarbeit mit dem Statistischen Bundesamt 2001).

Auch wenn wir in Deutschland eine weniger gute Datenlage als in anderen europäischen Ländern haben – die Todesursachenstatistik in Großbritannien enthält z. B. Angaben zum sozialen Status, die bei uns fehlen –, so ist der Zusammenhang zwischen sozialer Benachteiligung und schlechterer Gesundheit auch für Deutschland inzwischen unbestritten. Der derzeitige Kenntnisstand über den Zusammenhang zwischen sozialer Ungleichheit und Gesundheit ergibt sich aus verschiedenen Studien (zusammenfassend Mielck 2000): Eine überproportionale Belastung sozial benachteiligter Gruppen ist festgestellt für perinatale Mortalität (Collatz/Hecker 1983), Säuglingssterblichkeit

---

* In leicht veränderter Fassung, mit Genehmigung des Springer Verlages. Abgedruckt im Bundesgesundheitsblatt 12/2002.

(Schwarz 1966), Beschwerdehäufigkeit und Erkrankungen bei Schulkindern (Glaser-Möller et al. 1992; Klocke/Hurrelmann 1995; Ministerium für Arbeit, Soziales, Gesundheit und Frauen des Landes Brandenburg 2001), Zahngesundheit (Micheelis/Bauch 1991 und 1993) und unfallbedingte Krankenhausaufenthalte (Geyer/Peter 1998). Demgegenüber treten Allergien in den oberen sozialen Schichten häufiger auf (Heinrich/Mielck et al. 1998). Allerdings betrifft dies leichtere Krankheitsverläufe. Schweres Asthma erleiden mehr Angehörige der niedrigen sozialen Schichten (Mielck et al. 1996). Auch gesundheitsschädigende Verhaltensweisen kommen besonders häufig bei Kindern und Jugendlichen aus sozial benachteiligten Gruppen vor (siehe *Abbildung 1*).

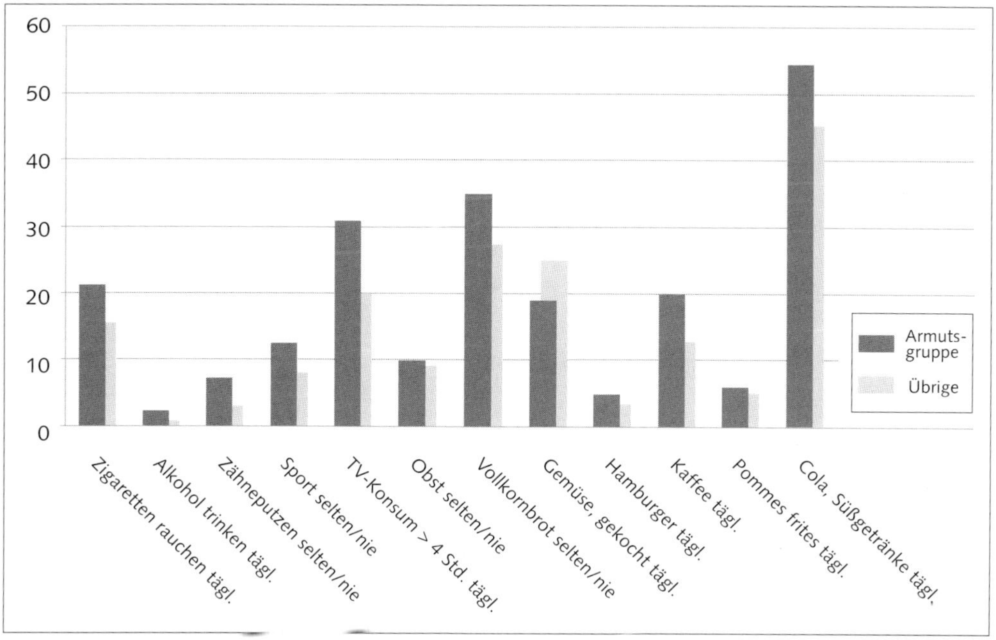

Abb. 1: Gesundheitsverhalten der Kinder und Jugendlichen nach der sozialen Lebenslage (Altersgruppe der 12- bis 16-Jährigen); in Prozent gerundet. Quelle: Universität Bielefeld 2001

Über das Rauchen existieren inzwischen sehr konsistente Befunde aus den repräsentativen Drogenaffinitätsstudien der Bundeszentrale für gesundheitliche Aufklärung (siehe *Abbildung 2*) sowie einer Untersuchung von Setter et al. über 20.462 Berufsfachschüler (Setter/Peter et al. 1998). In dieser Studie lag das Risiko zu rauchen bei niedrigstem Schulbildungsniveau um 5,2-mal (männliche Befragte zwischen 14 und 30 Jahren) und 4,5-mal (weibliche Befragte zwischen 14 und 30 Jahren) höher als bei höchstem Schulbildungsniveau.

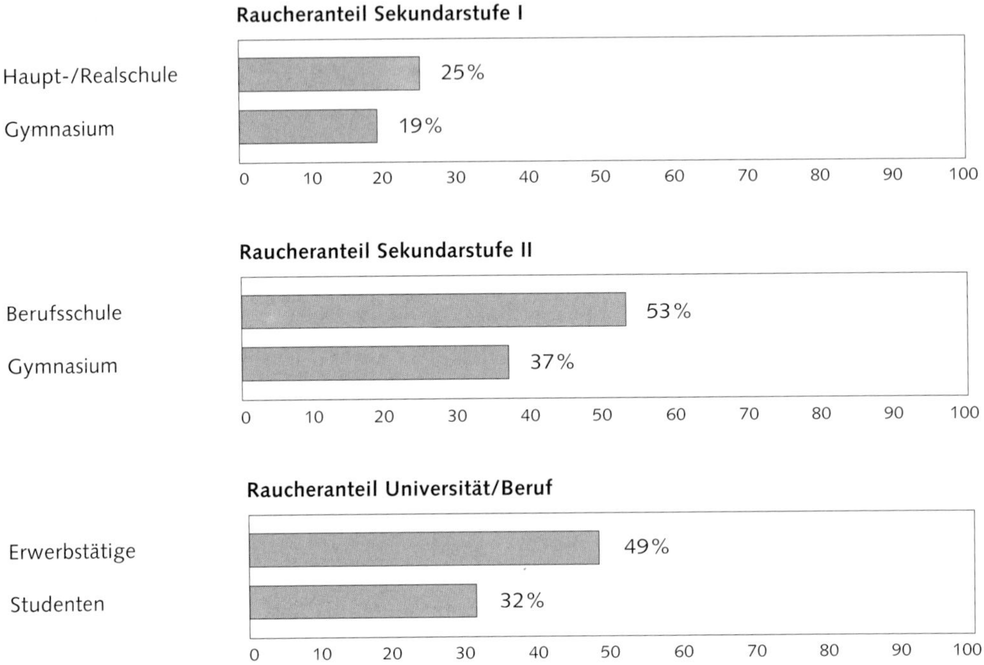

Abb. 2: Raucheranteil nach aktuellem Ausbildungs-/Berufsstatus. 12- bis 25-Jährige in der Bundesrepublik Deutschland 2001 (n = 3000). Quelle: Bundeszentrale für gesundheitliche Aufklärung 2001a

Weitere Befunde liegen über kindliche psychische und physische Entwicklungsstörungen bzw. eine nicht altersgerechte Entwicklung vor. In erster Linie aus Erhebungen des öffentlichen Gesundheitsdienstes, insbesondere den Schuleingangsuntersuchungen, ist bekannt, dass grobmotorische Koordinations- und Sprachstörungen bei sozial benachteiligten Kindern häufiger vorkommen und der Frühförderungsbedarf höher ist (Bundeszentrale für gesundheitliche Aufklärung 1998; Ministerium für Arbeit, Soziales, Gesundheit und Frauen des Landes Brandenburg 1999). Früherkennungsuntersuchungen und Impfungen werden von Kindern aus sozial benachteiligten Familien seltener vollständig und rechtzeitig wahrgenommen (regionale Ergebnisse siehe z. B. Schubert 1996; Siegrist 2002).

Trotz erforderlicher weiterer Erhebungen (siehe auch Beitrag über den Kinder- und Jugendsurvey des RKI von Kurth in der Schwerpunktreihe des Bundesgesundheitsblatts; Gesundheit von Kindern und Jugendlichen, Teil 1, Jg. 45, Heft 11, November 2002) gibt es also eine für Deutschland recht konsistente Befundlage, aus der hervorgeht, dass sozial benachteiligte Kinder und Jugendliche häufiger in ihrer körperlichen und psychischen Entwicklung beeinträchtigt sind und häufiger gesundheitsschädliche Verhaltensweisen entwickeln. Dadurch werden Lebensqualität, Krankheitshäufigkeit und Lebenserwartung ungünstig beeinflusst. Auch wenn es notwendig ist, alle Kinder und Jugendlichen gesundheitlich zu fördern, so müssen doch in besonderem Maße und stärker als bisher Anstrengungen unternommen werden, um geeignete Zugangswege und Strategien zur besseren Erreichbarkeit sozial benachteiligter Kinder und Jugendlicher zu entwickeln.

1.4.2 Voraussetzungen für die Entwicklung von Interventionskonzepten

Um Interventionskonzepte für die Praxis zu entwickeln, sind drei Voraussetzungen erforderlich:

1. Kenntnis und Verständnis der Zusammenhänge, welche sozialen Einflüsse welche Auswirkungen auf Entstehung und Verlauf von Krankheiten haben.
2. Ergebnisse wissenschaftlicher Studien über die Wirksamkeit und Qualität von Interventionen und Auswertung von Erfahrungen mit der Umsetzung von Präventionsstrategien in der Praxis.
3. Unterstützende Politikstrategien, die eine möglichst flächendeckende und dauerhafte Umsetzung geeigneter Interventionen gewährleisten. Hierzu gehört ein effektiver und effizienter Austausch zwischen Wissenschaft, Praxis und Politik auf nationaler und internationaler Ebene (Transfer).

4

Erklärungsansätze

Eine Zusammenfassung der aktuell diskutierten Ansätze zur Erklärung einer schlechteren Gesundheit in sozial benachteiligten Gruppen, wie oben genannt (Mielck 2000), kann für die Gesundheit von Kindern und Jugendlichen wie folgt modifiziert werden (siehe *Abbildung 3* auf S. 54).

Dargestellt wird der Zusammenhang zwischen sozialer Ungleichheit und gesundheitlichen Belastungen, zwischen sozialer Benachteiligung, mangelnden Bewältigungsstrategien und Erholungsmöglichkeiten. Es werden die Auswirkungen sozialer Benachteiligung auf die Inanspruchnahme gesundheitlicher Versorgungsangebote und auf das Gesundheitsverhalten aufgezeigt. Schließlich wird deutlich, dass die in der Konsequenz erhöhte Morbidität ihrerseits wieder Rückwirkungen auf die soziale Situation hat. Das heißt, dass Krankheit ihrerseits soziale Ungleichheit und sozialen Ausschluss verstärkt (Siegrist 2002).

Mit Blick auf das Problem der mangelnden Ressourcen und Bewältigungsmöglichkeiten, die den erhöhten Belastungen gegenüberstehen, ist neben den erwähnten Ressourcen –

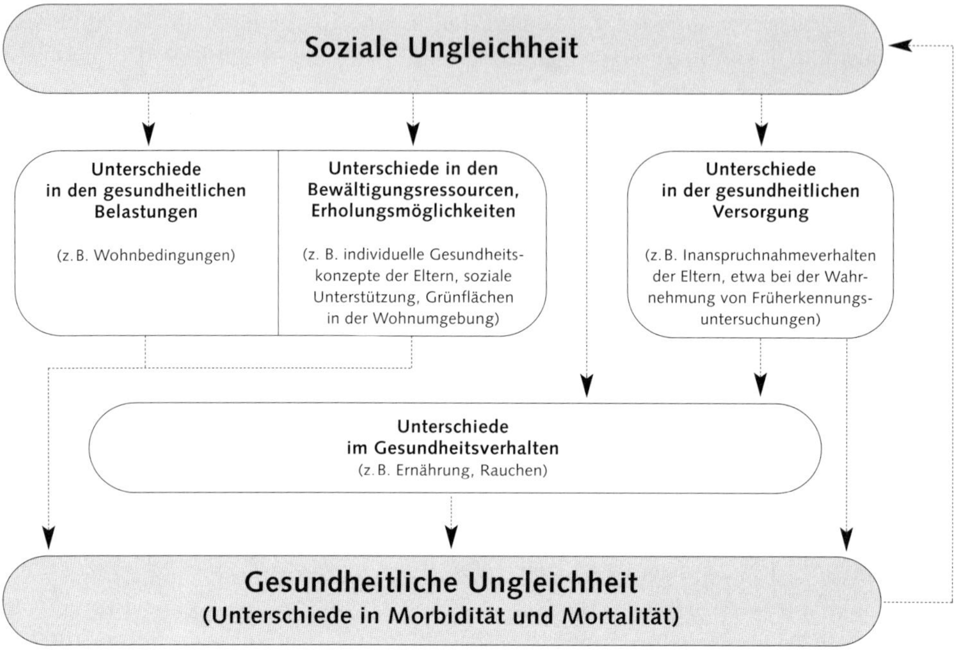

Abb. 3: Gesundheitliche Ungleichheit von Kindern und Jugendlichen, adaptierte Darstellung auf Basis der Ausführungen von Mielck (Mielck 2000)

wie soziale Unterstützung und umweltliche Rahmenbedingungen – der Bereich der psychosozialen Bewältigungsmöglichkeiten ausdrücklich zu ergänzen. Es gibt Hinweise darauf, dass ein prekäres Selbstkonzept und Selbstwertgefühl zu Suchtmittelgebrauch führen kann (siehe zusammenfassend Siegrist 1995). Dies wird bestätigt durch Ergebnisse erfolgreicher Prävention des Zigarettenrauchens bei Jugendlichen, die vorwiegend an den Mechanismen sozialer Kompetenzerweiterung, gelernter Selbstwirksamkeitsüberzeugungen und positiver außerschulischer Erfolgserlebnisse ansetzt (Jessor 1984; Gohlke/Gohlke-Bärwolf et al. 1989). Hinzu kommen unterschiedliche Gesundheitskonzepte und ein unterschiedlicher Umgang mit den verschiedenen Bereichen des täglichen Lebens bei Angehörigen unterschiedlicher sozialer Schichten.

Helfferich (Helfferich 2002) hat die Anforderungen an ein Konzept zur Gesundheitsförderung im Kindergarten zusammengefasst, das auch im Hinblick auf Kinder aus Familien mit schwierigem sozialem Hintergrund geeignet erscheint, indem es die Lebenswelten, das Selbstkonzept und die Bewältigungsstrukturen berücksichtigt:

- Erzieher/-innen und andere Multiplikatoren in der Gesundheitsförderung müssen z. B. so geschult werden, dass sie auch auf Eltern, die ein Gesundheitskonzept „Körper = Maschine“ haben, eingehen können. Das ist in der Umsetzung sehr anspruchsvoll.

Es erfordert ein hohes fachliches Wissen und eine hohe soziale Kompetenz der Fachkräfte und ist daher in der Aus- und Fortbildung von Erziehern und Erzieherinnen zu berücksichtigen.
- Für Kindergärten in sozialen Brennpunkten oder mit einem hohen Anteil von Kindern aus sozial benachteiligten Familien ist die Einbindung in eine vernetzte lokale Struktur, die alle gesundheitsrelevanten Lebensbereiche umfasst, für die Verwirklichung eines Gesundheitsförderungskonzepts ganz besonders wichtig. Der Kindergarten ist ein wesentlicher Bestandteil eines sozialen Netzes, in dem persönliche Erfahrungen und soziales Lernen ermöglicht werden. Beispielsweise kann im Kindergarten in enger Zusammenarbeit mit Kinderärzten, Gesundheitsämtern und Krankenkassen auf die Früherkennungsuntersuchungen für Kinder hingewiesen werden oder zur Teilnahme an Impfungen motiviert werden. In Zusammenarbeit mit Familien- und Erziehungsberatungsstellen und mit Elternselbsthilfeangeboten kann der Kindergarten zum richtigen Umgang mit verhaltensauffälligen Kindern beitragen. Durch Gesundheitsförderungsprogramme in Kindergärten, die altersgerechte Freizeit- und Gesundheitssportangebote einbeziehen, können die Gesundheitsförderungschancen von Kindern verbessert werden.

4

Aus der Darstellung der Zusammenhänge zwischen sozialer Benachteiligung und ungünstigen Gesundheitschancen (siehe *Abbildung 3*) ergeben sich folgende Ansätze für Interventionen bei sozial benachteiligten Kindern und Jugendlichen:
- Unterstützung bei Belastungen, z. B. Familienberatung bei psychosozialen Konflikten;
- Stärkung persönlicher Ressourcen, z. B. Aufbau sozialer Kompetenzen im Kindergarten und in der Schule;
- verstärkte Information und Motivation zur sachgerechten Inanspruchnahme von Früherkennungsuntersuchungen und Frühförderangeboten;
- verstärkter Einsatz von zielgruppengerechten Präventions- und Gesundheitsförderungsmaßnahmen bei gesundheitsschädigendem Verhalten;
- Abbau von Zugangsschranken, insbesondere auch von sprachlichen Barrieren;
- Integration von Gesundheitsdeterminanten in unterschiedliche Politikbereiche wie Erziehung, Bildung, Wirtschaft, Finanzen, Wohnungsbau etc.

Wissenschaftliche Studien und Erfahrungen aus der Praxis

Legen wir für Maßnahmen der Gesundheitsförderung bei sozial benachteiligten Kindern in Deutschland den Maßstab einer Evidenzbasierung an, sind wir noch weit von einer gut belegten Wirksamkeit entfernt. In Deutschland liegen bisher beispielsweise keine randomisiert kontrollierten Interventionsstudien auf diesem Gebiet vor. Ebenso fehlen umfassende Evaluationskonzepte. Die wissenschaftliche Begleitforschung in diesem Bereich ist defizitär. Deshalb muss dringlich der erkennbare Forschungsbedarf abgedeckt werden. Allerdings darf dies nicht zu weiteren Verzögerungen des Handelns führen. Es liegt eine Anzahl von Projektansätzen vor (siehe hierzu auch Deneke/Hofrichter 2001; Sozialministerium Baden-Württemberg in Zusammenarbeit mit dem Landesgesundheitsamt Baden-Württemberg 1996; Gesundheit Berlin e.V. 2002; Bundeszentrale für gesundheitliche Aufklärung 2001d), die eine plausible und fachlich gut begründete Interventionsstrategie erlauben. Bis zum Vorliegen einer höheren Evidenz auch für Deutschland sollte z.B. auf die in Deutschland bereits bestehenden Projektansätze zurückgegriffen werden. Ausgewählte Interventionsmaßnahmen müssen dann besonders intensiv wissenschaftlich begleitet, gesteuert und ausgewertet werden.

In Westeuropa liegen inzwischen eine Reihe von Studien vor, die Interventionen bei sozial benachteiligten Kindern und Jugendlichen bezüglich ihrer Effekte untersucht haben. Sie wurden im Jahr 2002 von Mielck, Graham und Bremberg (Mielck et al. 2002) zusammengefasst. Die Auswertung liefert eine Reihe von Hinweisen auf erfolgreiche Maßnahmen in den Handlungsfeldern Ernährung, Zahngesundheit, allgemeine Beschwerden und Erkrankungen, Unfälle, psychische Gesundheit, Rauchen, Sehstörungen und allgemeine kindliche Entwicklung, Impfungen und plötzlicher Säuglingstod. Diese Ergebnisse müssen in das Handlungswissen nationaler Akteure einfließen. Zur Zeit wird von der Bundeszentrale für gesundheitliche Aufklärung eine Kommunikationsplattform aufgebaut (siehe Artikel von Kilian et al. in diesem Fachheft), um die internationalen Ergebnisse für den deutschen Raum leichter verfügbar zu machen. Außerdem sollen in Deutschland bestehende, für den Transfer geeignete Projekte mit dem Ziel der Gesundheitsförderung sozial benachteiligter Kinder und Jugendlicher erhoben und präsentiert werden.

Aus einer ersten Auswertung der Ergebnisse der erwähnten Studien und Erfahrungen aus Projekten ergeben sich folgende Handlungskonsequenzen für die Praxis:

1. Die Präventionsmaßnahmen müssen mit angemessener Ausstattung (Mittel, Personal, Qualifikation) langfristig intensiv und interdisziplinär durchgeführt werden.
2. Sie müssen eine persönliche direkte Ansprache Einzelner oder kleiner Gruppen in ihrer alltäglichen Umgebung enthalten.
3. Sie sollten von einer Erhebung des bestehenden spezifischen Förderungsbedarfs ausgehen und hierbei schicht- und kulturspezifische Werte und Kommunikationsformen berücksichtigen.
4. Die Informationen in den medialen Angeboten müssen in einfacher, gut verständlicher Sprache gegeben werden.
5. Sie sollten Angehörige der Zielgruppe bei Planung und Ausführung einbeziehen.
6. Sie sollten den Zugang zu Informationen, Leistungen, Diensten und materieller Unterstützung durch Vernetzung erleichtern.

Darüber hinaus ist zu berücksichtigen, dass die folgenden Zielgruppen in nationalen Projekten bisher zu wenig beachtet wurden: männliche Jugendliche, Migranten (insbesondere männliche) und Arbeitslose (insbesondere mit Migrationshintergrund). Die besondere Rolle des öffentlichen Gesundheitsdienstes wird in vielen deutschen Projekten deutlich. Der öffentliche Gesundheitsdienst kann über eine kleinräumige Gesundheitsberichterstattung den regionalen Handlungsbedarf aufdecken, Kooperationsprojekte fördern sowie durch Vernetzung und niedrigschwellige Beratungsangebote den Zugang zu den Zielgruppen verbessern (ausführlicher hierzu Brand/Schmacke 1998).

1.4.3 Internationale und nationale Aktivitäten und Programmentwicklungen

Die Initialzündung für die öffentliche Diskussion über gesundheitliche Ungleichheiten in Westeuropa stellt der Black Report dar, der von einer Expertenkommission für die Regierung in Großbritannien Anfang der 80er-Jahre erstellt wurde (Townsend et al. 1990). In der Folge wurden in mehreren europäischen Ländern entsprechende Forschungs- und Regierungsprogramme in Gang gesetzt. In Deutschland wird das Thema „Förderung gesundheitlicher Chancen für sozial benachteiligte Gruppen" seit Mitte der 90er-Jahre verstärkt diskutiert, maßgeblich unterstützt durch die hier neu entstandene Public-Health-Wissenschaft. Dazu gehört auch eine breitere Armutsdiskussion, die insbesondere sichtbar wird durch die Nationale Armutskonferenz 1993 und den Armuts- und Reichtumsbericht der Bundesregierung 2001. Da die Untersuchungen zeigen, dass sich die sozial bedingten gesundheitlichen Ungleichheiten nicht verringern, sondern zunehmen, ist eine wachsende Aufmerksamkeit für das Thema festzustellen.

Inzwischen gibt es sowohl auf staatlicher Seite (Bund, Länder und Kommunen) als auch auf nichtstaatlicher Seite zahlreiche Aktivitäten, von denen im Folgenden eine aktuelle Auswahl ohne Anspruch auf Vollständigkeit genannt wird. Hinzu kommt die Entwicklung auf europäischer Ebene, insbesondere das neue Aktionsprogramm der Europäischen Gemeinschaft im Bereich öffentliche Gesundheit 2003 bis 2008 (Art. 2, Absatz 3 b). So hat das Europäische Netzwerk (ENHPA) im Rahmen eines von der EU-Kommission geförderten Projekts Empfehlungen zur Prävention und Gesundheitsförderung bei sozial benachteiligten Gruppen erarbeitet (BZgA 2002). Zu nennen sind weiterhin die WHO-Programme: Gesundheit für alle im 21. Jahrhundert, Ziele 1 und 2 (Weltgesundheitsorganisation 1999) und weitere Umsetzungsempfehlungen (Whitehead 1991; Dahlgren/Whitehead 1993; Kunst/Mackenbach 1996).

Bundesebene

Die Bundesregierung hat im Mai 2001 den nationalen Aktionsplan zur Bekämpfung von Armut und sozialer Ausgrenzung 2001 bis 2003 beschlossen. In Klammern werden beispielhaft Vorschläge der Bundeszentrale für gesundheitliche Aufklärung genannt, die mögliche Anknüpfungspunkte für den Bereich der Gesundheitsförderung aufzeigen:

- Förderung des Zugangs zu Ressourcen (z. B. durch Förderung der Wahrnehmung von Schwangerenvorsorgeuntersuchungen für werdende Mütter und von Früherkennungsuntersuchungen für Kinder),

- Erarbeitung umfassender Maßnahmen für Gebiete, die mit den Problemen von Ausgrenzung konfrontiert sind (z. B. durch Vernetzungsarbeit in sozialen Brennpunkten zwischen Kindergärten, Schulen, Sportvereinen, Kinderärzten),
- Förderung der Kooperation und Arbeitsteilung zwischen den beteiligten Stellen und Entwicklung passgenauer Angebote sowie Verbesserung der Effektivität und Zielgenauigkeit der Hilfe; das kann z. B. durch das Verfügbarmachen von aktuellen Forschungsergebnissen, durch Maßnahmen zur besseren Qualifikation von Multiplikatoren aus den Bereichen Gesundheitsversorgung, Gesundheitsförderung, Erziehung, Sozialarbeit und durch interdisziplinäre Vernetzung geschehen.

Im Jahr 2000 wurde die Arbeitsgruppe „Armut und Gesundheit" beim Bundesgesundheitsministerium eingerichtet. Empfehlungspapiere liegen zu den Themen „Gesundheitliche Versorgung Obdachloser" und „Migration und Gesundheit" vor. Zur Zeit wird ein Empfehlungspapier durch die Unterarbeitsgruppe „Kinder und Jugendliche in benachteiligten Stadtteilen" erarbeitet.

Als weiterer Schritt zum Abbau gesundheitlicher Benachteiligung ist von der Bundesregierung das Programm „Nationale Gesundheitsziele" entwickelt worden. Eine der zentralen Anforderungen an die Entwicklung aller einzelnen Ziele ist die Forderung nach Abbau gesundheitlicher Benachteiligung. Insbesondere innerhalb der Arbeitsgruppe 7 „Ziele für das Kindes- und Jugendalter: Ernährung, Bewegung, Stressbewältigung bei Kindern und Jugendlichen" steht die Ausrichtung auf die Verbesserung der gesundheitlichen Chancen sozial benachteiligter Kinder im Mittelpunkt der Strategieentwicklung.

Eine zusätzliche Basis für das Erkennen bestehender Gesundheitsprobleme sowie die Beurteilung von gesellschaftlichen Trends bildet die Gesundheitsberichterstattung des Bundes. Sie ermöglichte bereits im Rahmen der DHP-Studie und im Bundesgesundheits-Survey 1998 soziallagenspezifische Auswertungen. Dies gilt ebenso für den geplanten bundesweiten Kinder- und Jugendsurvey.

Hierauf aufbauend hat die Bundeszentrale für gesundheitliche Aufklärung die Gesundheitsförderung bei sozial benachteiligten Kindern und Jugendlichen in ihrem Jahresprogramm 2002 berücksichtigt:

1. Aufbau einer Dokumentation zur Verbesserung der Handlungsgrundlagen durch Einrichtung einer so genannten „lebendigen Datenbank". Allen Multiplikatoren, die mit sozial Benachteiligten zusammenarbeiten sowie allen politischen Entscheidungsträgern soll ein Transfer von Praxis-Know-how und wissenschaftlicher Erkenntnis über Erfolge und Misserfolge ermöglicht werden. Die Datenbank ist inzwischen im Internet eingerichtet und erreichbar unter www.datenbank-gesundheitsprojekte.de (siehe auch Artikel von Kilian et al. in diesem Heft).
2. Konzeptionelle Weiterentwicklung von Strategien zur Intervention mit dem Ziel der Förderung gesundheitlicher Chancen von sozial benachteiligten Kindern und Jugend-

lichen. Dies geschieht durch die Einbeziehung des sozialräumlichen Ansatzes über das Programm „Soziale Stadt" der Bundesregierung. Die BZgA bringt hier das Thema Gesundheit ein.[1]

3. Einsatz bewährter Projekte der Bundeszentrale für gesundheitliche Aufklärung in sozialen Brennpunkten und ländlichen Regionen mit besonderem Entwicklungsbedarf.

Obwohl es eine Anzahl bewährter bzw. evaluierter Projekte der Gesundheitsförderung für Kinder und Jugendliche gibt, findet eine Erprobung speziell in sozialen Brennpunkten erst in der letzten Zeit zunehmend statt. Ergebnisse – bezogen auf Strukturen, Prozesse und Outcomes – liegen noch nicht vor. Es ist ein wichtiger Schritt, neue Zugangswege zu den relevanten Zielgruppen zu entwickeln und die Erreichbarkeit besonders belasteter Gruppen zu verbessern.

Für die Umsetzung in sozialen Brennpunkten kommen insbesondere Projekte mit folgenden Handlungsprinzipien in Betracht:

- Lebenskompetenz fördern,
- Gesundheit erlebbar machen,
- integrierte Konzepte (z. B. Bewegung, Ernährung, Stressbewältigung) fördern,
- neue Medien nutzen,
- kooperativ handeln,
- Zielgruppen einbeziehen.

An vier Beispielen können diese Prinzipien verdeutlicht werden:

Beispiel 1: Apfelklops & Co. – Ein Fest mit Rock und Liedern rund um Ernährung und Bewegung für Menschen ab 5 Jahren

Mit Liedern von Genuss und körperlichem Wohlbefinden, vom Dick- und Dünnsein, von Essritualen und vom Spaß an der Bewegung im Stil einer Revue stellt die BZgA eine Verzahnung zwischen den Themen Bewegung, Ernährung und Stressbewältigung her. Kinderlieder eignen sich hervorragend, um gesundheitsfördernde Botschaften emotional anregend und unterhaltsam zu vermitteln. Bei diesem Projekt arbeitet die BZgA eng mit Kooperationspartnern wie z. B. Jugend- und Gesundheitsämtern sowie Schulen und Kindergärten im Sinne der Vernetzung zusammen. Die Konzerte für Kinder werden durch Workshops für Eltern und Multiplikatoren sowie durch ergänzende Materialien bereichert, z. B. ein Lieder- und Notenheft, um die Lieder auch zu Hause oder in der Schule nachsingen und nachspielen zu können.

1 Bisher haben zwei Fachforen stattgefunden: am 4./5. 6. 2002 in Düsseldorf („Gesundheit von Kindern und Jugendlichen in sozialen Brennpunkten") und am 30. 6./1. 7. 2003 in Berlin („Vernetzung – Macht – Gesundheit. Kooperationen zwischen Jugendhilfe und Gesundheitswesen in sozialen Brennpunkten").

Beispiel 2: „Kinder stark machen"

Mit dem Programm „Kinder stark machen" wendet sich die BZgA an alle Erwachsenen, die Verantwortung für Kinder und Jugendliche tragen. Ziel der Kampagne ist es, das Selbstvertrauen und Selbstwertgefühl von Heranwachsenden zu stärken sowie ihre Konflikt- und Kommunikationsfähigkeit zu fördern. Das zugrunde liegende Konzept der Lebenskompetenzförderung orientiert sich vornehmlich an den Alltagsrealitäten von Kindern und Jugendlichen (Bundeszentrale für gesundheitliche Aufklärung 2001b).

Das Programm wird insbesondere in Kooperation mit den Sportverbänden und -vereinen umgesetzt. Der Sportverein bietet günstige Voraussetzungen, um in diesem Sinne auf Kinder einzuwirken. Zentrale Multiplikatoren sind Trainer/-innen und Betreuer/-innen. Die BZgA bietet Trainern und Betreuern eine auf dieses Konzept bezogene Fortbildung an, die auch Möglichkeiten für eine Neuorientierung der Vereinsjugendarbeit aufzeigt. Die Evaluation des Fortbildungsangebots zeigt z. B. eine hohe Umsetzungsbereitschaft für diese neuen Konzepte in der Vereinsarbeit nach Teilnahme an der Fortbildung (Bundeszentrale für gesundheitliche Aufklärung 2003).

Beispiel 3: CD-ROM LoveLine/www.loveline.de

Mit der CD-ROM „LoveLine" hat die BZgA ein multimediales Projekt zur Sexualaufklärung entwickelt. Die CD-ROM bietet unter Bezug auf wissenschaftliche Studien umfassende Informationen über Liebe, Partnerschaft, Sexualität und Verhütung. LoveLine gibt Unterstützung dabei, die eigenen Einstellungen zu sich, zum eigenen Körper, zum anderen Geschlecht, zur sexuellen Identität, zum Verhalten anderer sowie zu Regeln und Werten zu reflektieren und zu überprüfen. Schließlich bietet die CD die Möglichkeit, Kommunikation zu erproben und gibt Hilfen, um selbstbewusste Entscheidungen in Liebe und Partnerschaft zu treffen.

Das Projekt bietet mit vier unterschiedlichen Ebenen – dem interaktiven Spiel, der Körperlandschaft, der Infodatenbank und dem Internetzugang (www.loveline.de) – einen erlebnisorientierten Multimediaansatz, der dem Nutzer authentische Erfahrungen ermöglicht. Innerhalb des Systems nach individuellen Bedürfnissen handeln zu können und Themen zu erforschen, soll die Kompetenz für Erlebnis- und Konfliktsituationen auf spielerische Weise stärken. Die Evaluation hat ergeben, dass durch dieses Konzept in der Altersgruppe der 12- bis 15-Jährigen insbesondere auch Jungen angesprochen werden, die mit Themen der Sexualaufklärung sonst deutlich schwerer erreichbar sind als Mädchen. Verständlichkeit und Akzeptanz sind gerade auch bei Hauptschülern sehr hoch (Schroll 2001).

Beispiel 4: HIV-Übertragung und AIDS-Gefahr – Piktogramme für die Arbeit mit Migranten

Gute Erfahrungen wurden von der Bundeszentrale für gesundheitliche Aufklärung bei der zielgruppenspezifischen Ansprache von sozial benachteiligten Gruppen – insbesondere bei Migranten – mit dem Einsatz von Piktogrammen in der AIDS-Prävention

(Bundeszentrale für gesundheitliche Aufklärung 2001c) gemacht. Diese Piktogramme stellen die wichtigsten Infektionswege und die entsprechenden Schutzmöglichkeiten dar. Sie sind sprachlich sparsam ergänzt und in 19 Sprachfassungen ausgearbeitet. Da gerade für die Ansprache dieser Zielgruppen mediale Angebote mit persönlichen Beratungsangeboten kombiniert werden sollten, werden diese Medien von der BZgA über Beratungsstellen eingesetzt.

Länder- und kommunale Ebene

Die 25. Gesundheitsministerkonferenz hat am 20./21. 6. 2002 erneut gefordert, den Schwerpunkt zukünftiger Maßnahmen und Aktivitäten zur Früherkennung und Frühförderung von Kindern auf die Zielgruppe sozial Benachteiligter zu legen. Die Verbesserung der Kinder- und Jugendgesundheit sei nicht nur eine Aufgabe der Akteure des Gesundheitswesens, sondern es bestehe auch eine sektorübergreifende Verantwortung. In mehreren Bundesländern gibt es hierzu bereits entsprechende Pläne und Entschließungen, z. B. Entschließung der 10. Landesgesundheitskonferenz Nordrhein-Westfalen „Soziale Lage und Gesundheit" (Ministerium für Frauen, Jugend, Familie und Gesundheit des Landes Nordrhein-Westfalen 2001). Dasselbe gilt für zahlreiche Kommunen, deren Aktivitäten maßgeblich durch den öffentlichen Gesundheitsdienst getragen werden, z. B. Arbeitsgruppe „Armut und Gesundheit" in Düsseldorf (Schneitler/Pöllen et al. 1997) und die Münchner Erklärung 2001, basierend auf der Entschließung der Gesundheitsministerkonferenz 2000, der Kölner Entschließung der „Gesunden Städte" 1999 und der Münchner Gesundheitskonferenz (Gesundheitsbeirat der Landeshauptstadt München 2001). (Umfassendere Ausführungen zur Länderebene siehe Artikel von Thomas Altgeld und Barbara Leykamm in diesem Fachheft.)

Sozialversicherungsbereich

Unter den Sozialversicherungen sind insbesondere die Krankenkassen verpflichtet. So überträgt das Sozialgesetzbuch V (§ 20) den Krankenkassen die Aufgabe, Leistungen zur Prävention vorzusehen, die „den allgemeinen Gesundheitszustand verbessern und insbesondere einen Beitrag zur Verminderung sozial bedingter Ungleichheit von Gesundheitschancen erbringen".

Nichtstaatlicher Bereich

Im nichtstaatlichen Bereich sind insbesondere die Bundes- und Landesvereinigungen für Gesundheit wichtige Impulsgeber und Koordinatoren für das Thema „Förderung von Gesundheitschancen bei sozial Benachteiligten", z. B. über den Arbeitskreis „Armut und Gesundheit" die Landesvereinigung für Gesundheit Niedersachsen. Eine bundesweite

Plattform für den direkten Austausch aller Multiplikatoren und Wissenschaftler/-innen ist der seit 1995 jährlich stattfindende Kongress „Armut und Gesundheit“ in Berlin mit zuletzt rund 900 Teilnehmern. (Umfassendere Ausführungen zur Länderebene siehe Artikel von Raimund Geene in diesem Fachheft.)

Zusammenfassend ist festzuhalten, dass es vor allem international, aber zunehmend auch national wachsende Erfahrungen zum Thema „Verringerung sozial bedingter Ungleichheit von Gesundheitschancen“ gibt. Es fehlt jedoch insbesondere für die Bedingungen in Deutschland noch eine fundierte wissenschaftliche Absicherung der Interventionswirksamkeit. Es fehlen eine Dokumentation und eine Analyse der vorhandenen Aktivitäten. Es fehlt der systematische Transfer von vorhandenen Erkenntnissen. Somit stellen sich folgende Aufgaben:

- Verbesserung der wissenschaftlichen Grundlagen, z. B. für die Entwicklung von Methoden, Zugangsstrategien und die Durchführung von interventionsbegleitenden Studien,
- Transfer, z. B. durch die Zusammenführung der bereits bestehenden Empfehlungen und erfolgreichen Handlungsansätze zu einer Leitlinie „Gesundheitsförderung bei sozial Benachteiligten“ und deren Verbreitung bei den Akteuren im Sozial-/Gesundheitswesen,
- koordinierte Strategie zur Umsetzung von Gesundheitszielen gerade auch in sozialen Brennpunkten und bei sozial benachteiligten Gruppen.

Das Ziel einer Verbesserung der Gesundheitschancen von sozial benachteiligten Kindern und Jugendlichen wird nur mit einer kombinierten Strategie nachhaltig zu erreichen sein: Es ist erforderlich, differenzierte und zielgenaue Prävention bei klar identifizierten Gesundheitsproblemen zu schaffen. Zusätzlich muss die unspezifische Gesundheitsförderung durch Stärkung der Lebenskompetenzen und Verbesserung der Rahmenbedingungen gestärkt werden. Hierzu ist in erster Linie die Politik aufgerufen.

Literatur

Brand, H./Schmacke, N. (1998): Soziale Ungleichheit und Gesundheit: Die Rolle kommunaler Gesundheitsdienste in Deutschland. Gesundheitswesen 60, S. 626–631.

Bundeszentrale für gesundheitliche Aufklärung (1998): Forschung und Praxis der Gesundheitsförderung. Band 3. Gesundheit von Kindern – Epidemiologische Grundlagen. Schiffmann, Bergisch Gladbach, S. 60–78.

Bundeszentrale für gesundheitliche Aufklärung (2001a): Die Drogenaffinität Jugendlicher in der Bundesrepublik Deutschland 2001 – Eine Wiederholungsbefragung der Bundeszentrale für gesundheitliche Aufklärung, Köln – Endbericht Bundeszentrale für gesundheitliche Aufklärung, Köln.

Bundeszentrale für gesundheitliche Aufklärung (2001b): Forschung und Praxis der Gesundheitsförderung. Band 12. Suchtprävention im Sportverein – Erfahrungen, Möglichkeiten und Perspektiven für die Zukunft. Schiffmann, Bergisch Gladbach, S. 111–116.

Bundeszentrale für gesundheitliche Aufklärung (2001c): HIV-Übertragung und AIDS-Gefahr – Situationen, Risiken, Ratschläge. Bundeszentrale für gesundheitliche Aufklärung, Köln.

Bundeszentrale für gesundheitliche Aufklärung (2001d): Soziale Ungleichheit und Gesundheit in Europa – „Tackling Inequalities in Health“ – ein Projekt des „European Network of Health Promotion Agencies“ (ENHPA) zur Gesundheitsförderung bei sozial Benachteiligten – Teilbericht Deutschland – vorgelegt von: Siegrist, J./Joksimovic, L. Bundeszentrale für gesundheitliche Aufklärung, Köln.

Bundeszentrale für gesundheitliche Aufklärung (2002): Die Rolle der Gesundheitsförderung bei der Beseitigung von gesundheitlichen Ungleichheiten – Politische Empfehlungen. Ergebnisbericht des Flämischen Instituts für Gesundheitsförderung (VIG) in Kooperation mit dem Europäischen Netzwerk der Gesundheitsförderungsorganisationen (ENHPA). Bundeszentrale für gesundheitliche Aufklärung, Köln.

Bundeszentrale für gesundheitliche Aufklärung (2003): Forschung und Praxis der Gesundheitsförderung. Expertise: Suchtprävention im Kinder- und Jugendsport – Theoretische Einordnung und Evaluation der Qualifizierungsstudie „Kinder stark machen“. Bundeszentrale für gesundheitliche Aufklärung, Köln.

Collatz, J./Hecker, H. et al. (1983): Perinatalstudie Niedersachsen und Bremen – Soziale Lage, medizinische Versorgung, Schwangerschaft und perinatale Mortalität. Verlag Urban & Schwarzenberg, München.

Dahlgren, G./Whitehead, M. (1993): Konzepte und Strategien zur Förderung der Chancengleichheit im Gesundheitsbereich. Weltgesundheitsorganisation Regionalbüro für Europa, Kopenhagen.

Deneke, C./Hofrichter, P. et al. (2001): Armut und Gesundheit – Bestandsaufnahme, Bewertung und Entwicklung von gesundheitsbezogenen Interventionsprojekten in Niedersachsen – Schlussbericht – gefördert vom Bundesministerium für Wissenschaft und Forschung. Veröffentlicht im Internet: www.gesundheit-nds.de.

Gesundheit Berlin e. V. im Auftrag der Senatsverwaltung Berlin (2002): Abschlussbericht der Erhebung von Angeboten und Maßnahmen der Gesundheitsförderung und Prävention für Kinder und Jugendliche in Berlin (unveröffentlichtes Manuskript).

Gesundheitsbeirat der Landeshauptstadt München (2001): Armut und Gesundheit – Chancengleichheit für Kinder und Jugendliche – Dokumentation der Gesundheitskonferenz am 7. Februar 2001. Gesundheitsbeirat der Landeshauptstadt München.

Geyer, S./Peter, R. (1998): Unfallbedingte Krankenhausaufnahme von Kindern und Jugendlichen in Abhängigkeit von ihrem sozialen Status – Befunde mit Daten einer nordrhein-westfälischen AOK. Gesundheitswesen 60, S. 493–499.

Glaser-Möller, N./Jürgens, R./Thiele, W. (1992): Gesundheit und soziale Lage in Hamburg – Neue Ansätze zur Aufarbeitung eines weiterhin aktuellen Themas. In: Süß, W./Trojan, A. (Hrsg.): Armut in Hamburg – Soziale und gesundheitliche Risiken. VSA-Verlag, Hamburg, S. 156–173.

Gohlke, H./Gohlke-Bärwolf, C. et al. (1989): Prävention des Zigarettenrauchens in der Schule – eine prospektive kontrollierte Studie. Dtsch. Med. Wschr. 114, S. 1780–1784

Heinrich, J./Mielck, A. et al. (1998): Soziale Ungleichheit und umweltbedingte Erkrankungen in Deutschland. Empirische Ergebnisse und Handlungsansätze. In: Wichmann, H. E./Schlipköter, H. W./Fülgraff, G. (Hrsg.): Fortschritte in der Umweltmedizin. Ecomed Verlagsgesellschaft, Landsberg.

Helfferich, C. (2002): Zugangswege zu Kindern aus unterschiedlichen sozialen Lagen. In: Bundeszentrale für gesundheitliche Aufklärung (Hrsg.): „Früh übt sich ...“ Gesundheitsförderung im Kindergarten – Impulse, Aspekte und Praxismodelle. Forschung und Praxis der Gesundheitsförderung, Band 16. Bundeszentrale für gesundheitliche Aufklärung, Köln, S. 100–109.

Jessor, R. (1984): Adolescent Development and Behavioral Health. In: Matarazzo, J. A./Weiss, J. A. et al. (Hrsg.): Behavioral Health Enhancement and Disease Prevention. John Wiley, New York.

Klocke, A./Hurrelmann, K. (1995): Armut und Gesundheit. Inwieweit sind Kinder und Jugendliche betroffen? Z. f. Gesundheitswiss., 2. Beiheft, S. 138–151.

Kunst, A. E./Mackenbach, J. P. (1996): Die Messung sozioökonomisch bedingter gesundheitlicher Ungleichheiten. Weltgesundheitsorganisation Regionalbüro für Europa, Kopenhagen.

Micheelis, W./Bauch, J. (1991): Mundgesundheitszustand und -verhalten in der Bundesrepublik Deutschland. Ergebnisse des nationalen IDZ-Survey 1989. Institut der Deutschen Zahnärzte (IDZ). Deutscher Ärzte-Verlag, Köln.

Micheelis, W./Bauch, J. (1993): Mundgesundheitszustand und -verhalten in Ostdeutschland. Ergebnisse des nationalen IDZ-Survey 1992. Institut der Deutschen Zahnärzte (IDZ). Deutscher Ärzte-Verlag, Köln.

Mielck, A. (2000): Soziale Ungleichheit und Gesundheit – Empirische Ergebnisse, Erklärungsansätze, Interventionsmöglichkeiten. Verlag Hans Huber, Bern, Göttingen, Toronto, Seattle.

Mielck, A./Graham, H./Bremberg, S. (2002): Targeting Groups at Risk: Children. In: Mackenbach J., Bakker M. (Hrsg.): Reducing inequalities in health: A European perspective, Routledge.

Mielck, A./Reitmeir, P./Wjst, M. (1996): Severity of Childhood Asthma by Socioeconomic Status. Int. J. Epidem. 25, S. 388–393.

Ministerium für Arbeit, Soziales, Gesundheit und Frauen des Landes Brandenburg (1999): Einschüler in Brandenburg: Soziale Lage und Gesundheit 1999. Druckpunkt Birkenwerder GmbH, Birkenwerder.

Ministerium für Arbeit, Soziales, Gesundheit und Frauen des Landes Brandenburg (2001): Soziale Lage und Gesundheit von jungen Menschen im Land Brandenburg 2001. Druckhaus Frankfurt.

Ministerium für Frauen, Jugend, Familie und Gesundheit des Landes Nordrhein-Westfalen (Hrsg.) (2001): Entschließung der 10. Landesgesundheitskonferenz. Soziale Lage und Gesundheit. Ministerium für Frauen, Jugend, Familie und Gesundheit des Landes Nordrhein-Westfalen, Düsseldorf.

Robert Koch-Institut in Zusammenarbeit mit dem Statistischen Bundesamt (2001): Gesundheitsberichterstattung des Bundes – Heft 03/01 – Armut bei Kindern und Jugendlichen und die Auswirkungen auf die Gesundheit. Verlag Robert Koch-Institut, Berlin.

Schneitler, H./Pöllen et al. (1997): Auswirkungen von Armut auf die Gesundheit der Düsseldorfer Bürger. Ein Beitrag zur kommunalen Gesundheitsberichterstattung der Stadt Düsseldorf. Gesundheitsamt, Düsseldorf.

Schroll, E. (2001): „LoveLine". Sexualaufklärung per CD-ROM und Internet. Konzeption – Erfahrungen – Evaluation. In: BZgA (Hrsg.): „Meine Sache" – Mädchen gehen ihren Weg. Dokumentation der Fachtagung zur sexualpädagogischen Mädchenarbeit, Köln, S. 269–275.

Schubert, R. (1996): Studie zum Gesundheitsverhalten von Kindern während der Einschulungsuntersuchung am Beispiel von Impfungen und Früherkennungsuntersuchungen. In: Murza, G./Hurrelmann, K. (Hrsg.): Regionale Gesundheitsberichterstattung. Juventa Verlag, Weinheim, München, S. 122–137.

Schwarz, K. (1966): Die Säuglingssterblichkeit. Ergebnisse einer Sonderuntersuchung über die Säuglingssterblichkeit der 1960 geborenen Kinder. Wirtschaft und Statistik, S. 737–748.

Setter, C./Peter, R. et al. (1998): Impact of School and vocational education on smoking behavior: Results from a large-scale study on adolescents and young adults in Germany. Sozial- und Präventivmedizin 43, S. 133–140.

Siegrist, J. (1995): Medizinische Soziologie, 5. Auflage. Urban & Schwarzenberg, München, Wien, Baltimore.

Siegrist, J. (2002): Gefährdete Gesundheit bei sozial benachteiligten Kindern und Jugendlichen: Was wissen wir, was können wir tun? Vortrag in Düsseldorf im Rahmen des E + C Fachforums der Bundeszentrale für gesundheitliche Aufklärung.

Sozialministerium Baden-Württemberg in Zusammenarbeit mit dem Landesgesundheitsamt Baden-Württemberg (1996): Gesundheitsförderung mit sozial Benachteiligten – Eine Bestandsaufnahme von Initiativen, Projekten und kontinuierlichen Angeboten. Gesundheitspolitik 41. Sozialministerium Baden-Württemberg, Stuttgart.

Townsend, P./Davidson, N./Whitehead, M. (1990): Inequalities in health: The Black Report and The Health Divide. Penguin, London.

Universität Bielefeld (2001): HBSC Survey 1998. Altersgruppe der 12- bis 16-Jährigen. In: Robert Koch-Institut in Zusammenarbeit mit dem Statistischen Bundesamt (Hrsg.): Gesundheitsberichterstattung des Bundes – Heft 03/01 – Armut bei Kindern und Jugendlichen und die Auswirkungen auf die Gesundheit. Verlag Robert Koch-Institut, Berlin, S. 10.

Weltgesundheitsorganisation (1999): Gesundheit 21 – Das Rahmenkonzept „Gesundheit für alle" für die Europäische Region der WHO. Europäische Schriftenreihe „Gesundheit für alle", Nr. 6. Weltgesundheitsorganisation Regionalbüro für Europa, Kopenhagen.

Whitehead, M. (1991): Die Konzepte und Prinzipien von Chancengleichheit und Gesundheit. Weltgesundheitsorganisation Regionalbüro für Europa, Kopenhagen.

1.5 Abschlussbericht Projektphase 1: „Erhebung von Projekten und Maßnahmen zur Gesundheitsförderung bei sozial Benachteiligten in der Bundesrepublik Deutschland“

Holger Kilian, Claudia Brendler, Raimund Geene, Antje Richter
unter Mitarbeit von Sven Brandes, Christiane Bunge, Irina Fröse,
Uta Grey, Daphne Hahn, Barbara Leykamm und Tanja Philippi

1.5.1 Einleitung/Problembeschreibung

Die kontinuierliche Entwicklung von Wissenschaft und Technik hat im Laufe des 20. Jahrhunderts zu einer Verbesserung der Lebensbedingungen geführt. Trotz steigender Lebenserwartung ist jedoch die Schere der Ungleichheit von Mortalität und Morbidität zwischen den sozialen Schichten größer geworden. Festzustellen ist eine deutliche Korrelation zwischen sozialer Lage und Gesundheitszustand, wobei Armut den deutlichsten aller Risikofaktoren für Erkrankungen fast aller Art sowie für Unfälle, Gewalterfahrungen, soziale Isolation und weitere Gesundheitsbelastungen bildet. Armen Menschen fehlt es gleichermaßen an Möglichkeiten (Ressourcen), um Belastungen zu bewältigen und ihre Gesundheit zu fördern. Es wird angenommen, dass die Spanne der Lebenserwartung zwischen dem untersten und obersten Schichtquintil etwa sieben Jahre beträgt und das Morbiditätsrisiko in nahezu jeder Lebenssituation für einen Angehörigen des untersten Quintils doppelt so hoch ist.

In der Forschung werden zwei kausale Zusammenhänge von Armut und Gesundheit debattiert. Es stellen sich die Fragen: „Macht Armut krank?“ und „Macht Krankheit arm?“ (vgl. Artikel von Andreas Mielck in diesem Fachheft). In beiden Fällen ist eine Intervention notwendig. Besser als eine „Therapie“ ist Prävention. Diese muss nicht nur frühzeitig, sondern auch rechtzeitig ansetzen. Zur Konzeption eines umfassenden Angebots zur Gesundheitsförderung gerade bei sozial Benachteiligten gehören die Erfassung bereits bestehender Maßnahmen und das Nutzbarmachen der bereits gesammelten praktischen Erfahrungen und des bestehenden Wissens.

Die objektiven und subjektiven Lebensbedingungen von gesellschaftlichen Gruppen und Einzelnen spielen eine entscheidende Rolle im Veränderungsansatz. Bei einer systematischen Erfassung der bestehenden Angebote muss nach Lebensstufen (z. B. Kindheit, Jugend, Erwachsenenalter und in den verschiedenen Altersstufen) und Lebenslagen (u. a. Frauen, Homosexuelle, Migranten, Arbeitslose, Obdachlose) mit spezifischen Benachteiligungen differenziert werden. Es zeigen sich spezifische gesundheitliche Probleme und unterschiedliche Möglichkeiten, die bestehenden internen und externen Ressourcen zu fördern. In einigen Programmen zur Gesundheitsförderung und zur medizinischen Versorgung wird dieser Differenziertheit bereits Rechnung getragen – insgesamt jedoch noch zu wenig. Um die für gesundheitsfördernde Angebote schwer zugänglichen Zielgruppen wie insbesondere sozial benachteiligte Personengruppen erreichen zu können, muss mit den Betroffenen in ihren Lebenssituationen und an ihren jeweiligen Orten (so genannten Settings) gearbeitet werden.

Die gesetzliche Vorschrift zur Gesundheitsförderung durch die Krankenkassen gemäß § 20 (1) SGB V trägt dem Anspruch einer Zielgruppen- und Qualitätsorientierung der Maßnahmen Rechnung. Oberste Priorität soll dabei der Soziallagenbezug haben. „Leistungen zur Primärprävention sollen den allgemeinen Gesundheitszustand verbessern und insbesondere einen Beitrag zur Verminderung sozial bedingter Ungleichheit von Gesundheitschancen erbringen", heißt es im Gesetzestext.

Da bislang nur wenige und unzureichende Informationen zu Angeboten vorliegen, die diese Kriterien erfüllen, beauftragte die Bundeszentrale für gesundheitliche Aufklärung (BZgA) im Rahmen des Arbeitsbereichs „Fachdatenbanken/Marktanalysen" die Landesarbeitsgemeinschaft für Gesundheitsförderung in Berlin, Gesundheit Berlin e.V., im August 2002 mit der Erstellung eines bundesweiten qualifizierten Überblicks über Projekte und Maßnahmen der Gesundheitsförderung bei sozial Benachteiligten. Zur Begleitung des Gesamtprojekts hat die BZgA einen beratenden Arbeitskreis „Gesundheitsförderung für sozial Benachteiligte" institutionalisiert (Wissenschaftler/-innen national und international, Praktiker/-innen, Vertreter/-innen von Regierungs- und Nichtregierungsorganisationen, Vertreter/-innen aus den Bereichen Gesundheitsförderung und Sozialarbeit).

Als Endprodukt wurde im Sommer 2003 eine über das Internet recherchierbare „lebendige Datenbank" fertig gestellt, die über die Adressen der erfassten Angebote hinaus auch Informationen zu Inhalten und zur Umsetzungspraxis der Angebote bereitstellt. Die Datenbank erhöht die Transparenz des unübersichtlichen Handlungsfeldes der Gesundheitsförderung bei sozial Benachteiligten für alle interessierten Akteure. Durch die Bereitstellung von Adressen und weiterführenden Informationen zu den Angeboten wird die Kommunikation und Vernetzung zwischen den Anbietern unterstützt und befördert. Durch die Vorstellung „vorbildlicher" Angebote in späteren Phasen des Projektes können Anbietern Impulse und Anregungen für die Umsetzung eigener Maßnahmen gegeben werden.

Für die Durchführung der bundesweiten Erhebung und den Aufbau der „lebendigen Datenbank" wurde der Zeitraum September 2002 bis Ende Januar 2003 vorgesehen. Um die Einbindung wissenschaftlicher und praktischer Expertisen zu gewährleisten, wurden das Berliner Zentrum Public Health (BZPH), das Landesgesundheitsamt Baden-Württemberg (LGA) und die Landesvereinigung für Gesundheitsförderung (LVG) Niedersachsen als Kooperationspartner in die Durchführung der Erhebung eingebunden.

Die folgenden Abschnitte stellen die im Zeitraum September 2002 bis Januar 2003 durchgeführten Aufgaben der ersten Projektphase der „Erhebung von Projekten und Maßnahmen zur Gesundheitsförderung bei sozial Benachteiligten in der Bundesrepublik Deutschland" dar:

Abschnitt 1.5.2 behandelt die mit der Vorbereitung und Durchführung der Erhebung verbundenen Arbeitsschritte. Da der Schwerpunkt der ersten Projektphase auf der Erstellung der bundesweiten Datenbank lag und es bislang nur wenige Erfahrungen mit der Durchführung vergleichbarer Erhebungen gibt, wird ausführlich auch auf organisatorisch-logistische Arbeiten eingegangen.[1]

Abschnitt 1.5.3 vermittelt durch die Auswertung der geschlossenen Angaben im Fragebogen einen Überblick über die erhobenen Angebote. Viele Fragen, die sich aus der ersten Betrachtung des Datenbestands ergeben, müssen an dieser Stelle unbeantwortet bleiben und bedürfen einer nachfolgenden, thematisch fokussierten Auswertung.

Abschnitt 1.5.4 skizziert die Perspektiven, die sich in Anknüpfung an die Arbeitsergebnisse der ersten Projektphase ergeben. Hierbei kann insbesondere an die Konzeption zur Einrichtung eines bundesweiten Netzes regionaler Knotenpunkte angeknüpft werden, das im Dezember 2002 von Gesundheit Berlin e. V. und dem LGA Baden-Württemberg vorgelegt wurde.

1.5.2 Vorbereitung und Durchführung der Erhebung

Der Schwerpunkt der ersten Projektphase der „Erhebung von Projekten und Maßnahmen zur Gesundheitsförderung bei sozial Benachteiligten in der Bundesrepublik Deutschland" lag auf dem Aufbau einer bundesweiten Datenbank zu gesundheitsfördernden Angeboten für sozial Benachteiligte. Hierzu gehören z. B. Beratungsangebote, Freizeitangebote, spezielle Stadtteilangebote für Personen, die in sozial schwierigen und belastenden Verhältnissen leben – etwa Angebote und Projekte für Personen mit sehr niedrigem Einkommen, für Arbeitslose und für Alleinerziehende in sozialen Brennpunkten. Aufgrund dieses Schwerpunktes soll auf die Arbeitsschritte im Rahmen der Erhebung ausführlich eingegangen werden. Diese umfassten insbesondere

- den Test des Erhebungsinstrumentes,
- die Zusammenstellung eines Adressverteilers,
- den Aufbau der Erhebungswebsite,
- die Durchführung der eigentlichen Erhebung (Aussendungen und Verbuchung der Rückmeldungen),
- die Erfassung und Aufbereitung der erhobenen Daten.

1 Während der Durchführung der ersten Projektphase wurde der Auftraggeber durch drei Zwischenberichte („Statusreporte" am 25. 11. 2002, 19. 12. 2002 und 15. 1. 2003) zeitnah über den Fortgang der Arbeiten informiert.

Fragebogenentwicklung und Pretest

Zu Projektbeginn stellte die BZgA als Auftraggeberin ein durch den beratenden Arbeitskreis entwickeltes Erhebungsinstrument zur Verfügung.

Das Erhebungsinstrument wurde im September 2002 einem Pretest unterzogen. Dieser hatte die Aufgabe, die Praktikabilität des Fragebogens zu überprüfen, und zwar hinsichtlich

- der durchschnittlichen Bearbeitungsdauer durch die Befragten,
- der Verständlichkeit der Fragen und Antwortvorgaben,
- der Vollständigkeit von Fragen und Antwortvorgaben,
- der Gestaltung des Erhebungsinstrumentes.

Das vom Auftraggeber entwickelte Erhebungsinstrument – ein Mantelfragebogen für die Angaben zum Träger und ein Projekt-Dokumentationsbogen – wurde gemeinsam mit einem Beurteilungsbogen und einem Anschreiben am 12. 9. 2002 an 40 Ämter, Institutionen und Vereine verschickt. Das Anschreiben gab einen knappen Überblick über die geplante Erhebung und bat um Unterstützung des Pretests durch Rücksendung der ausgefüllten Fragebögen und des Beurteilungsbogens bis zum 20. 9. 2002.

Der größte Teil der Trägeradressen (n = 37) wurde vom Auftraggeber zur Verfügung gestellt. Es handelt sich hierbei um Aussteller auf der Fachtagung „Gesundheit von Kindern und Jugendlichen in sozialen Brennpunkten“, die Anfang Juni 2002 in Düsseldorf von der BZgA und der Regiestelle des Programms „Entwicklung und Chancen von jungen Menschen in sozialen Brennpunkten (E & C)“ durchgeführt wurde. Weitere drei Adressen wurden vom Landesgesundheitsamt Baden-Württemberg zur Verfügung gestellt.

Da bis zu dem im Anschreiben angegebenen Stichtag 20. 9. 2002 erst wenige Rückmeldungen eingegangen waren, wurden die Träger – soweit erreichbar – telefonisch um die Beteiligung am Pretest gebeten. In die Auswertung des Pretests konnten 24 Fragebögen einbezogen werden; der Rücklauf der 40 Fragebögen betrug somit 60 %.

Um die Übersichtlichkeit der Rückmeldungen zu erhöhen, wurden die Antworten in synoptischer Form zusammengestellt und nach den jeweiligen Fragen im Mantelfragebogen, Projekt-Dokumentationsbogen und Beurteilungsbogen gruppiert. Diese Form der Strukturierung ermöglichte einen systematischen und schnellen Überblick über die einzelnen Rückmeldungen. Die Ergebnisse des Pretests wurden mit Fachleuten diskutiert (u. a. vom Berliner Zentrum Public Health, der Landesvereinigung für Gesundheitsförderung Niedersachsen und dem Landesgesundheitsamt Baden-Württemberg), ausführlich dokumentiert und dem Auftraggeber Ende September zur Verfügung gestellt. Mitte Oktober wurde das Erhebungsinstrument auf der Grundlage des Pretests und weiterer Rückmeldungen des beratenden Arbeitskreises und der Kooperationspartner abschließend mit dem Auftraggeber abgestimmt. Die wesentlichen Änderungen betrafen

- Ergänzung bzw. Modifizierung einzelner Antwortvorgaben,
- stärkere Gewichtung des Settingansatzes durch Hinzufügung der Frage 1.2,
- Differenzierung der Antwortvorgaben und Verschiebung der Frage 9 (Finanzierungsquellen) an das Ende des Fragebogens,
- Überarbeitung der Fragebogengestaltung (Druck auf farbigem Papier; Erstellung des Mantelbogens im Format DIN A3, um die Projektbögen im Format DIN A4 einlegen zu können).

Nach der abschließenden Überarbeitung ging der Fragebogen Ende Oktober 2002 in Druck.

Zusammenstellung des Adressverteilers

Begleitend zur Entwicklung des Erhebungsinstruments wurde ein bundesweiter Adressverteiler aufgebaut, der die potenziellen Anbieter gesundheitsfördernder Maßnahmen für sozial Benachteiligte möglichst umfassend abbilden sollte. Hierbei wurden parallel zwei Strategien verfolgt:

1. Im Rahmen einer systematischen Recherche wurde eine Trägerliste zusammengestellt, die Organisationen, Verbände, Institutionen und Behörden mit einem potenziellen Bezug zum Handlungsfeld „Gesundheitsförderung bei sozial Benachteiligten" umfasste (vgl. *Tabelle 1* auf Seite 70/71). Es wurde angestrebt, diese Akteure möglichst kleinräumig zu erfassen, um die größtmögliche Nähe zu den konkreten Angeboten gewährleisten zu können. Soweit diese zugänglich waren, wurde auf bereits bestehende Datenbanken zurückgegriffen. Wo solche Datensammlungen nicht vorlagen und auch auf Anfrage nicht zur Verfügung gestellt werden konnten, wurde auf die Internetangebote der jeweiligen Trägerinstitutionen zurückgegriffen.
2. Parallel zur systematischen Recherche wurden bereits bestehende, thematisch verwandte Datenbanken zusammengeführt, um auch Akteure in die Erhebung einbinden zu können, die im Zuge der „systematischen" Recherche nicht erfasst worden wären.

Die Website www.datenbank-gesundheitsprojekte.de

Parallel zur Adressrecherche und zum Pretest wurde die Website der Erhebung aufgebaut, die unter der Adresse www.datenbank-gesundheitsprojekte.de zeitgleich mit der Aussendung der Fragebögen online erreichbar war (und es weiterhin noch ist).

Die Website stellt die Ziele der Erhebung dar und bietet allen Interessierten die Möglichkeit, die Fragebögen im PDF-Format auf die eigene Festplatte zu laden, sie am Bildschirm zu betrachten oder auszudrucken. Als zentrale Funktion hält die Website einen Onlinefragebogen bereit. Dieser ermöglicht es den Nutzerinnen und Nutzern, ihre Angaben ohne den Umweg über den Papierfragebogen in die zentrale Datenbank einzuspeisen.

Trägerinstitution	Erläuterung
AIDS-Hilfen	Landesebene
Alzheimer-Gesellschaft	Land und Kreis
Arbeiter-Samariter-Bund (ASB)	Kreisebene
Arbeiterwohlfahrt (AWO)	Kreisebene
Arbeitsloseninitiativen	Lokal, soweit verfügbar
Arbeitsministerien	Landesebene
Ärztekammern	Landesebene
Blaues Kreuz in der Evangelischen Kirche e. V.	Bundesverband und Landesverbände, zwei Regionalverbände
Blaues Kreuz in Deutschland e. V.	Bundesverband, einzelne Einrichtungen
Bundesvereinigung für Gesundheit	Bundesvereinigung und Mitglieder
Bundesweiter „Arbeitskreis Migration und öffentliche Gesundheit"	Mitglieder
Caritas-Verband	Kreisebene (bzw. analog Diözesen)
Christlicher Verein junger Menschen (CVJM)	Landesebene
Deutscher Paritätischer Wohlfahrtsverband (DPW)	Kreisebene
Deutsches Rotes Kreuz (DRK)	Kreisebene
Diakonisches Werk	Landes-/Diözesenebene, je nach Verfügbarkeit Mitglieder erfasst
Fachhochschulen für Sozialarbeit	Bundesweit vollständig
Freundeskreis Suchtkrankenhilfe e. V.	Landesverbände, zum Teil Regionalverbände
Gesunde-Städte-Netzwerk	Mitgliedskommunen
Gesundheitsämter	Kreisebene
Gesundheitsministerien	Landesebene
Gewerkschaften/DGB	Landesbezirke
Gewerkschaftliche Arbeitslosenverbände, Koordinationsstelle	Landesebene, einschließlich Arbeitslosenverband Deutschlands e. V.
Guttempler (Selbsthilfeverband)	Bundesverband, Landesverbände
Jugendämter	Landesebene und kommunale Ebene
Krankenkassen (AOK, BEK, BKK, DAK, IKK, TK)	Landesgeschäftsstellen
Kreuzbund e. V.	Landesebene, soweit verfügbar
Landessportbünde	Landesebene
Landesstellen gegen die Suchtgefahren	Landesebene
Landesvereinigung für Behinderte	Landesebene
Netzwerk gesundheitsfördernder Betriebe	Mitglieder (Verteilung durch LVG Niedersachsen)
Netzwerk gesundheitsfördernder Krankenhäuser	Mitglieder
„Netzwerk Hauswirtschaft" (Projekt des BMFSFJ)	Adressen über LVG Niedersachsen

OPUS-Netzwerk gesundheitsfördernder Schulen	Mitgliedsschulen (Recherche durch LVG Niedersachsen)
Pro Familia	Landesebene und zum Teil Kreisebene, soweit verfügbar
Sozialministerien	Landesebene
Sozialverband VDK	Landesverbände
Suchtberatungsstellen	Soweit verfügbar
Unfallkassen der Länder	Landesebene
Volkshochschulen (VHS)	Auswahl: Landeshauptstädte
Volkssolidarität (VS)	Kreisebene

Tab. 1: Auflistung der Trägerinstitutionen, die in die systematische Recherche einbezogen wurden

Die Website der Erhebung wurde sehr gut angenommen, was sowohl die Zugriffszahlen auf die Startseite[2] während der Erhebungsphase im November und Dezember 2002 als auch die von den Anbietern online ausgefüllten Fragebögen belegen (vgl. Anhang: *Tabelle 1* und Kapitel „Aussendungen und Rücklauf").

Rücklauf der Erhebung

Am 31. 12. 2002 lag der Rücklauf der 10.067 Aussendungen bei 38,3 % (n = 3.852). Zum Rücklauf gerechnet werden

- 1.309 auf dem Postweg oder per Fax eingegangene oder online ausgefüllte Mantelfragebögen mit zugeordneten Angeboten und
- 2.543 auf dem Postweg, per Fax, Mail oder Telefon eingegangene Rückmeldungen, die beinhalteten, dass seitens des Trägers keine Maßnahmen der Gesundheitsförderung für sozial Benachteiligte angeboten wurden.

Die nach Bundesländern differenzierte Rücklaufquote zum 31. 12. 2002 zeigt, dass der Rücklauf aus nur einem Bundesland unter 30 % liegt (vgl. *Tabelle 2* auf Seite 72). Auffällig ist der relativ gute Rücklauf aus den fünf ostdeutschen Bundesländern (ohne Berlin): Drei von ihnen befinden sich unter den sechs Ländern mit einer Rücklaufquote über 40 %; lediglich Brandenburg liegt mit einem Rücklauf von knapp 38 % unter dem Bundesdurchschnitt.

Rückmeldungen der Teilnehmer

Mit dem Beginn der Erhebungsphase richtete Gesundheit Berlin e.V. Anfang November 2002 eine Hotline ein, die in der Kernzeit von 9.00 bis 17.00 Uhr unter zwei auf dem Fragebogen angegebenen Telefonnummern, per E-Mail (info@datenbank-gesundheitsprojekte.de) und per Telefax erreichbar war.

2 Die Zugriffe auf die Seite des Onlinefragebogens betrugen in der Regel ein Vielfaches dieser Zahlen.

Bundesland	Aussendungen (gesamt: 10.067)	Rücklauf Träger (gesamt: 3.852)	Rücklaufquote in % (gesamt: 38,3 %)
Thüringen	709	320	45,1
Saarland	136	58	42,6
Bayern	894	379	42,4
Mecklenburg-Vorpommern	262	110	42,0
Sachsen	419	175	41,8
Rheinland-Pfalz	434	177	40,8
Schleswig-Holstein	321	125	38,9
Niedersachsen	785	305	38,9
Hessen	656	252	38,4
Sachsen-Anhalt	303	116	38,3
Brandenburg	345	130	37,7
Nordrhein-Westfalen	1.743	655	37,6
Berlin	1.549	540	34,9
Hamburg	222	76	34,2
Baden-Württemberg	1.141	390	34,2
Bremen	148	44	29,7

Tab. 2: Rücklauf der Erhebung nach Bundesländern (Stand: 31. 12. 2002)

An der Datenbank bestand von Beginn an ein reges Interesse. Viele potenzielle Teilnehmer wollten ausführlich über die Zielgruppe und Thematik der Erhebung informiert werden. Einige Nachfragen ergaben sich aus der Terminologie im Titel des Mantel- bzw. Projektfragebogens. Insbesondere öffentliche Einrichtungen wiesen darauf hin, dass ihre Angebote nicht als zeitlich begrenzte „Projekte“ aufzufassen seien und erkundigten sich, ob auch kontinuierliche Angebote in die Datenbank aufgenommen werden sollten. Soweit sich aus dem Gespräch ergab, dass sie erhebungsrelevante Interventionen durchführten, wurden sie zur Beteiligung aufgefordert.

Das Feld „Bemerkungen zum Fragebogen“ auf der letzten Seite des Projektfragebogens gibt den Maßnahmenanbietern die Gelegenheit, das Erhebungsinstrument zu kommentieren. Oftmals formulieren die Teilnehmer/-innen hier neben Anmerkungen zum Fragebogen auch Erwartungen an das Gesamtprojekt „lebendige Datenbank“ sowie Kommentare und Anregungen zur Durchführung der Erhebung. Soweit diese Aussagen Wertungen enthalten, sind sie überwiegend positiv. Herausgestellt wird vor allem der zu erwartende praktische Nutzen einer umfassenden und leicht zugänglichen Zusammenstellung der gesundheitsfördernden Angebote für sozial Benachteiligte:

Finde den Fragebogen intelligent aufgebaut und erhoffe mir Anregungen und Ansprechpartner für die weitere Arbeit. [1572][3]

3 Als Quellenangabe in eckigen Klammern dienen die Identifikationsnummern der Angebote.

Ich finde die Idee sehr gut, Projekte in einer gemeinsamen Datenbank zusammenzufassen und damit Interessierten die Chance zu geben, schnell recherchieren zu können. [294]

Der Fragebogen wird u. a. als „gut verständlich" [25] und „gut strukturiert" [1820] bezeichnet. Vereinzelt wünschen sich die Maßnahmenanbieter ausführlichere Erläuterungen zu den einzelnen Fragen und verwendeten Begriffen, insbesondere zu den inhaltlichen Dimensionen des Settingansatzes. Dieser Schlüsselbegriff der Gesundheitsförderung hat offenbar in die Praxis vieler – vor allem nicht primär gesundheitlich ausgerichteter – Angebote noch keinen Eingang gefunden.

Die Unsicherheit vieler Anbieter, ob sie mit ihren Maßnahmen zur Zielgruppe der Erhebung gehören, spiegelt sich auch in den Bemerkungen zum Fragebogen wider. Es gehört zum professionellen Selbstverständnis zahlreicher Angebote, auch sozial benachteiligte Bevölkerungsgruppen anzusprechen, ohne dass die Angebote exklusiv auf diese Gruppe ausgerichtet wären. Soweit diese Anbieter sich mit Nachfragen an das Erhebungsbüro bei Gesundheit Berlin e. V. wandten, wurden sie aufgefordert, sich an der Erhebung zu beteiligen, wenn die im Fragebogen genannten Gruppen zu den zentralen Zielgruppen der Angebote gehörten. Die verbleibende Unsicherheit zeigt sich in einer Reihe von Anmerkungen, beispielsweise einem gesundheitsfördernden Angebot in der Schule:

... habe keine Ahnung, ob diese Maßnahme überhaupt zu Projekten und Maßnahmen zur Gesundheitsförderung bei sozial Benachteiligten gehört, da bei uns ja alle Schüler/-innen teilnehmen. [2127]

5

Als Hürde, sich an der Erhebung zu beteiligen, wird oftmals die fehlende Zeit zum Ausfüllen der Fragebögen angeführt, „die dem praktischen Dienst an den Kindern und Jugendlichen verloren geht" [688]. Die folgende Aussage fasst die Belastung für viele Anbieter zusammen, sich neben der laufenden Arbeit an einem viel versprechenden Projekt zu beteiligen:

Gute Abfrage der relevanten Daten. Allerdings umfangreich und zeitintensiv. [442]

Als Arbeitserleichterung wird zum Teil wahrgenommen, sich direkt im Internet an der Erhebung beteiligen zu können.

Fragebögen machen immer wieder Arbeit :-) aber online ist eine gute Erleichterung für uns. [158]

Insbesondere gegen Ende des Erhebungszeitraumes Mitte Dezember 2002 „konkurrierte" bei vielen Anbietern die Bereitschaft zur Darstellung ihrer Angebote mit den verstärkten Arbeitsbelastungen („Berichte, Abschlüsse und Neuanträge" [2138]) zum Jahresende:

Längere Bearbeitungszeit wäre besser gewesen. In Projekten ist oft wenig Zeit, gerade zum Jahresende müssen Jahresberichte und Verwendungsnachweise erstellt werden. Besser wäre Sommer. [2030]

Einzelne Anbieter geben an, den Fragebogen aus Zeitmangel „in Nachtarbeit" [2560] oder „im Zug" [2543] ausgefüllt zu haben.

Datenhandling

Für die Zusammenstellung des Adressverteilers für die Fragebogenaussendung wurde eine Datenbank im Format Access 2000 entwickelt, in der die recherchierten Adressen erfasst bzw. bereits vorhandene Datenbestände importiert wurden. Im weiteren Verlauf der Erhebung diente die Datenbank zur Verbuchung des Rücklaufs.

Die Internetdatenbank der Erhebung wurde in der Datenbankabfragesprache SQL (Structured Query Language) programmiert. Der Onlinefragebogen und der vom Erhebungsbüro genutzte Administrationsbereich als Benutzerschnittstellen wurden in der Sprache PHP erstellt. Eingaben in die Datenbank können über den „öffentlichen" Onlinefragebogen unter www.datenbank-gesundheitsprojekte.de oder über eine Eingabemaske im Administrationsbereich erfolgen.

1.5.3 Überblick über die erfassten Angebote

Die folgenden Abschnitte vermitteln einen Überblick über die Angaben von 2.256 Angeboten. Einbezogen wurden alle Papierfragebögen, die bis zum 18. 12. 2002 vollständig beim Erhebungsbüro eingingen (Ende des Erhebungszeitraumes plus zwei Tage Kulanz), sowie alle bis zum 18. 2. 2003 von den Maßnahmenanbietern online eingegebenen Fragebögen. Mit etwa 40 % aller positiven Rückmeldungen ist der Anteil der von den Anbietern online ausgefüllten Fragebögen[4] relativ hoch und spricht dafür, dass das Medium Internet zunehmende Bedeutung als Informations- und Kommunikationsmedium auch bei den Anbietern von Maßnahmen der Gesundheitsförderung bei sozial Benachteiligten gewinnt.
In die nachfolgende Auswertung werden alle „geschlossenen" Ankreuzfragen einbezogen. Die Angaben in den Freitextfeldern (z. B. Fragen 1.1 und 2) werden in der 2. Projektphase ausgewertet. Eine inhaltliche Bewertung oder Filterung der erhobenen Angebote findet nicht statt.

Rücklauf der Erhebung

Das Projekt „lebendige Datenbank" lebt von der aktiven Beteiligung der Träger gesundheitsfördernder Angebote für sozial Benachteiligte. Diese sind ausdrücklich aufgefordert, den Überblick über vorhandene Angebote weiterhin durch Nennung relevanter Projekte und Maßnahmen zu verdichten.

4 Eine eindeutige Zuordnung von Online- und Offlinerückmeldungen ist schwierig, da es hier teilweise zu Überschneidungen kommt. Träger können z. B. – wie mehrfach geschehen – den Onlinefragebogen ausfüllen und zusätzlich einen Papierfragebogen an das Erhebungsbüro senden. Auch ist es zum Teil notwendig, Anbieter um die Onlinevervollständigung ihrer auf dem Postweg geschickten und vom Erhebungsbüro eingegebenen unvollständigen Fragebögen zu bitten.

Zustimmung zur Veröffentlichung

Der Großteil der Träger stimmt der Veröffentlichung ihrer Daten im Rahmen einer „lebendigen" Internetdatenbank zu. Nur in wenigen Fällen wird die Angabe „Wir sind mit der Veröffentlichung unserer Angaben nicht einverstanden" auf der letzten Seite des Mantelfragebogens angekreuzt.

Regionale Verteilung der Angebote

Tabelle 3 gibt einen Überblick über die regionale Verteilung der erhobenen Angebote; die Angaben beziehen sich auf den Sitz des Anbieters. Aufgrund der sehr unterschiedlichen Einwohnerzahl der Bundesländer wird als Indikator für die erhobene „Angebotsdichte" der Bundesländer die Anzahl der Projekte pro 100.000 Einwohner herangezogen.

Bundesland	**Angebote (gesamt: 2.256)**	**Angebote pro 100.000 Einwohner**
Berlin	394	11,6
Thüringen	158	6,0
Bremen	31	5,8
Mecklenburg-Vorpommern	107	5,5
Hamburg	63	3,9
Schleswig-Holstein	93	3,6
Baden-Württemberg	239	2,6
Rheinland-Pfalz	94	2,5
Brandenburg	65	2,5
Hessen	133	2,4
Nordrhein-Westfalen	395	2,3
Saarland	23	2,2
Niedersachsen	137	1,9
Sachsen	88	1,8
Bayern	191	1,7
Sachsen-Anhalt	45	1,5

Tab. 3: Angebote nach Bundesländern

Berlin weist mit 11,6 Angeboten pro 100.000 Einwohnern die mit Abstand größte „Dichte" auf, was zum Teil darauf zurückzuführen ist, dass Gesundheit Berlin e.V. als durchführende Institution hier über einen besonders guten Feldzugang verfügt. Eine eindeutige Ost-West-Differenzierung lässt sich nicht erkennen: Die ostdeutschen Bundesländer finden sich sowohl unter den Ländern mit hoher „Angebotsdichte" (Thüringen und Mecklenburg-Vorpommern auf den Rängen 2 und 4) als auch im „Mittelfeld" (Brandenburg auf Rang 9) und im unteren Teil der Tabelle (Sachsen auf Rang 14 und Sachsen-Anhalt auf Rang 16).

Im weiteren Projektverlauf muss die Frage gestellt werden, ob die Rangfolge der länderspezifischen „Angebotsdichte“ die Situation in den Bundesländern angemessen widerspiegelt oder ob Probleme des Feldzugangs zu systematischen Verzerrungen geführt haben. Diese Frage lässt sich im Zuge der zweiten Projektphase am besten im Rahmen der regionalen Arbeitskreise „Armut und Gesundheit“ diskutieren (vgl. Kapitel „Verstetigung der Arbeit und Aufbau eines bundesweiten Netzes regionaler Knotenpunkte“).

Durchführungsstatus der Angebote

Um die erhobenen Daten im Rahmen der „lebendigen Datenbank“ als aktuellen Überblick über die Vielfalt gesundheitsfördernder Angebote für sozial Benachteiligte und als Instrument zur Kooperation und Vernetzung zwischen den Anbietern nutzen zu können, ist ein hoher Anteil aktuell durchgeführter Angebote wichtig. Gleichzeitig können aber auch bereits abgeschlossene oder noch nicht realisierte Projekte wichtige Anregungen und Erfahrungen vermitteln.

Der überwiegende Teil (88,3 %) der Angebote wird aktuell durchgeführt.[5] Ein etwa gleich großer Anteil (6,2 % bzw. 5,4 %) wurde innerhalb der letzten drei Jahre abgeschlossen oder befindet sich noch im Planungsstadium.

Zielgruppen der Angebote

Tabelle 5 zeigt, dass sich jeweils mehr als zwei Drittel der erhobenen Angebote an die Altersgruppe der „Erwachsenen“ zwischen 19 und 59 Jahren richten. Gleichzeitig zeigen sich breite Überschneidungsbereiche zwischen den angesprochenen Altersgruppen. Über die Hälfte aller Angebote wendet sich an zwei oder drei Altersgruppen.

Durchführungsstatus	Häufigkeit	Prozent
Aktuell durchgeführt	1.802	88,3
Innerhalb der letzten drei Jahre beendet	127	6,2
In Planung	111	5,4
Gesamt	*2.040*	*100,0*
Fehlend	*216*	

Tab. 4: Durchführungsstatus der Angebote

5 Die Frage nach dem Durchführungsstatus der Angebote wurde überproportional häufig nicht ausgefüllt, was auf die ungünstige Platzierung der Frage noch oberhalb der Angaben zum Projekt zurückzuführen ist. Um dennoch eine aussagekräftige Anzahl von Angaben zu erhalten, wurden fehlende Werte mit „aktuell durchgeführt“ kodiert, wenn bei Frage 5.1 (Laufzeit des Projektes) die Antwort „Kein Ende geplant, Angebot wird fortgeführt“ ausgewählt wurde.

Altersgruppen	Anzahl	Nennungen in %[6]	Fälle in %[7]
Säuglinge (< 1 Jahr)	216	3,2	10,1
Klein- und Vorschulkinder (1–5 Jahre)	390	5,8	18,2
Schulkinder (6–10 Jahre)	629	9,3	29,4
Schulkinder (11–14 Jahre)	778	11,5	36,4
Jugendliche (15–18 Jahre)	981	14,5	45,9
Junge Erwachsene (19–29 Jahre)	1.468	21,7	68,7
Erwachsene (30–59 Jahre)	1.450	21,5	67,9
Senioren (ab 60 Jahre)	847	12,5	39,6

Tab. 5: Altersgruppen (n = 2.137)

Über die Hälfte der Angebote (knapp 60 %) wendet sich an die Altersgruppen der bis 18-Jährigen, auch hier gibt es zum Teil breite Überschneidungen mit älteren Zielgruppen. Ausschließlich an Kinder und Jugendliche (also an die Zielgruppe bis maximal 18 Jahre ohne Überschneidungen zu „Älteren“) richten sich 442 Angebote (19,6 %).

Der Überblick über die angesprochenen Zielgruppen (vgl. *Tabelle 6* auf Seite 78) zeigt ein breites Spektrum mit zahlreichen Überschneidungen. Dies spiegelt sich auch darin wider, dass keine Zielgruppe eindeutig dominiert. Auffällig ist die häufige Nennung der Freitextoption „Sonstige“, die darauf hinweist, dass die 18 vorgegebenen Antwortkategorien die differenzierte Realität der Gesundheitsförderung für sozial Benachteiligte nur ansatzweise erfassen. Eine kursorische Betrachtung der offenen Antworten zu „Sonstige“ zeigt allerdings, dass hier oftmals Überschneidungen zu den geschlossenen Antwortvorgaben vorliegen und nicht immer „neue“ Zielgruppen genannt werden.

Geschlechtsspezifische Angebote

Frage 6.2 zielt auf geschlechtsspezifische Angebote. Die Antwortvorgaben „Angebote für Jungen/Männer“, „Angebote für Mädchen/Frauen“ und „Keine geschlechtsspezifischen Angebote“ wurden ursprünglich als Alternativkategorien konzipiert, das heißt es wurde davon ausgegangen, dass entweder geschlechtsspezifische Angebote (für Jungen/Männer oder Mädchen/Frauen) angeboten werden oder aber die Angebote nicht geschlechtsspezifisch angelegt sind. Diese Trennschärfe lässt sich aber in der Praxis der gesundheits-

6 Die Spalte „Nennungen in %“ enthält bei Fragen mit Mehrfachnennungen den prozentualen Anteil der Nennungen einer Antwortkategorie, bezogen auf die Gesamtzahl aller Nennungen, sodass die Spaltensumme immer gleich 100 % ist. Erfasst wird damit die relative Bedeutung einer Antwortkategorie.

7 Die Spalte „Fälle in %“ enthält den prozentualen Anteil der Nennungen jeder Antwortkategorie, bezogen auf die Gesamtzahl aller Fälle (hier: ausgewertete Angebote). Sind Mehrfachnennungen möglich, kann die Spaltensumme weit über 100 % liegen.

Zielgruppen	Anzahl	Nennungen in %	Fälle in %
Sehr niedriges Einkommen	658	8,7	33,1
Arbeitslose	553	7,3	27,8
Alleinerziehende	552	7,3	27,8
Bewohner/-innen sozialer Brennpunkte	534	7,0	26,9
Eltern in Belastungssituationen	505	6,7	25,4
Sehr niedrige Schulbildung	490	6,5	24,7
Migranten/Migrantinnen	484	6,4	24,4
Sehr niedriger beruflicher Status	474	6,2	23,9
Aussiedler/-innen	441	5,8	22,2
Kinderreiche Familien	376	5,0	18,9
Migranten/Migrantinnen mit schlechten Deutschkenntnissen	371	4,9	18,7
Asylbewerber/-innen	261	3,4	13,1
Wohnungslose	228	3,0	11,5
Flüchtlinge	168	2,2	8,5
Strafgefangene	168	2,2	8,5
„Illegale"	140	1,8	7,0
Prostituierte	117	1,5	5,9
Sonstige Zielgruppen	1.071	14,1	53,9

Tab. 6: Zielgruppen (n = 1.989)

fördernden Interventionen nicht beobachten (vgl. *Tabelle 7*). Hier finden sich auch Anbieter, die sowohl spezifische Angebote für beide Geschlechter machen als auch Angebote, die sich an Jungen und Mädchen bzw. Männer und Frauen gleichermaßen richten.

Bei der Frage nach geschlechtsspezifischen Angeboten zeigt sich eine überdurchschnittliche Tendenz zur Enthaltung (20 %), die ein Indiz dafür sein kann, dass das Thema entweder für nicht relevant gehalten wird oder den Anbietern die Einordnung der konkreten Angebote in die vorgegebenen Kategorien zu schwierig ist.

Spezielle Angebote für	Anzahl	Nennungen in %	Fälle in %
Jungen/Männer	401	18,0	22,3
Mädchen/Frauen	723	32,5	40,2
Keine geschlechtsspezifischen Angebote	1.102	49,5	61,3

Tab. 7: Geschlechtsspezifische Angebote (n = 1.789)

Zugangswege der Angebote

Für eine zielgruppengerechte Konzeption der Angebote ist die Wahl angemessener Zugangswege von entscheidender Bedeutung. In der Gesundheitsförderung für sozial Benachteiligte gilt der Settingansatz[8] als besonders geeignet, um die über verhaltenspräventive Kursangebote nur schwer ansprechbare Zielgruppe zu erreichen.

Auf Frage 1.2, ob das Angebot einen lebensbezogenen Settingansatz verfolge, antwortet über zwei Drittel der Anbieter zustimmend (vgl. *Tabelle 8*). Nur knapp ein Viertel der Antwortenden gibt an, nicht settingorientiert zu arbeiten.

	Häufigkeit	**Prozent**
Settingansatz	1.326	68,8
Teilweise Settingansatz	132	6,9
Kein Settingansatz	469	24,3
Gesamt	*1.927*	*100,0*
Fehlend	*329*	

Tab. 8: Arbeitet das Angebot nach dem Settingansatz?

Skepsis ist angebracht, ob die Selbstauskunft der Anbieter tatsächlich Beleg für eine klare Dominanz des Settingansatzes in der Gesundheitsförderung bei sozial Benachteiligten ist. Diese Bedenken werden dadurch bestärkt, dass sich nur 1.119 Angebote (50 % der Gesamtheit) einem oder mehreren der konkreten Settings Arbeitsplatz, Wohnumfeld, Freizeitbereich, Kindertagesstätte oder Schule zuordnen lassen (vgl. *Tabelle 9* auf Seite 80).

Der hohe Anteil „selbst ernannter" Settingangebote kann als Hinweis dafür gewertet werden, dass diesem Ansatz im Bewusstsein und Selbstverständnis der Maßnahmenanbieter eine zunehmende Bedeutung zukommt und dass er beginnt, sich zu einem „Leitbild" zielgruppenadäquater und effektiver Gesundheitsförderung zu entwickeln. Hierfür spricht auch die Bedeutung, die dem Settingansatz in den Konzepten der Krankenkassen zur Umsetzung des § 20 (1) SGB V (vgl. Arbeitsgemeinschaft der Spitzenverbände der Krankenkassen 2001 und 2002), in fachlichen Publikationen (vgl. Prävention 3/2002) und in der Politikberatung (vgl. SVR 2001 und 2003) zukommt.

8 Settinginterventionen in der Gesundheitsförderung verfolgen einen ganzheitlichen – verhaltens- und verhältnispräventiven – Ansatz. Im Rahmen einer sozialen Lebenswelt (z. B. Schule, Betrieb oder Nachbarschaft) zielen sie darauf ab, die Kompetenzen und Ressourcen der Zielgruppen zu stärken und sie damit zu befähigen, gesundheitsbezogene Problemstellungen aus eigener Kraft zu erkennen und zu bewältigen. Zugleich wird auch das Setting selbst zum Gegenstand von Veränderungsprozessen – mit dem Ziel, eine gesunde Lebenswelt zu schaffen.

Setting	Anzahl	Anteil an allen Angeboten in Settings (in %)
Arbeitsplatz	252	22,5
Wohnumfeld	698	62,4
Freizeitbereich	305	27,3
Kindertagesstätte	192	17,2
Schule	439	39,2

Tab. 9: Angebote in Settings (n = 1.119)

Im Setting „Wohnung, Wohnumfeld, Stadtteil“ engagieren sich 698 der erhobenen Angebote (vgl. *Tabelle 10*). Es dominieren Maßnahmen gegen die Folgen einer sozialen „Schieflage“ im Quartier: Verwahrlosung, Verelendung und Gettoisierung mit allen damit verbundenen gesundheitlichen Belastungen sollen abgewendet werden. Unter den sonstigen Ansätzen werden Beispiele genannt, die von der Schaffung gemeinsam genutzter öffentlicher (Spiel-)Räume und Unterstützungsangebote über konkrete Maßnahmen zur Verbesserung des Wohnumfeldes (Einsammeln gebrauchter Spritzen und allgemeine „Entmüllung“) bis hin zum Anstoßen lokaler Initiativen (z. B. Runder Tisch) reichen.

Im Setting „Betrieb“ engagieren sich 252 der erhobenen Angebote, knapp die Hälfte von ihnen bemüht sich um mehr Sicherheit am Arbeitsplatz (Unfallprävention) bzw. um die Erweiterung des Entscheidungsspielraums der Mitarbeiter/-innen (vgl. *Tabelle 11*). Die weitaus meisten Nennungen entfallen auf die „sonstigen“ Ansätze zur betrieblichen Gesundheitsförderung. Einen wichtigen Stellenwert bei den genannten Interventionen besitzt das Thema „Mobbing“, dem durch zahlreiche Maßnahmen zur Initiierung und Unterstützung von Konfliktlösungsprozessen innerhalb der Belegschaft bzw. zwischen Vorgesetzten und ihren Mitarbeitern begegnet wird. Weitere wichtige Themen sind die Schaffung angemessener Voraussetzungen zur Integration Behinderter in den Arbeitsprozess und die Bewältigung von Suchtproblemen (einschließlich des Themas „Rauchen am Arbeitsplatz“).

Missstand	Anzahl	Nennungen in %	Fälle in %
Verwahrlosung, Verelendung, Gettoisierung	510	48,6	73,1
Nässe, Schimmel, unhygienische Bedingungen	141	13,4	20,2
Unfälle	75	7,1	10,7
Gestank	60	5,7	8,6
Lärm	57	5,4	8,2
Sonstige Verbesserung der Wohnbedingungen	206	19,6	29,5

Tab. 10: Verbesserung der Bedingungen in Wohnung, Wohnumfeld, Stadtteil (n = 698)

Problem	Anzahl	Nennungen in %	Fälle in %
Unfälle	66	17,1	26,2
Geringer Entscheidungsspielraum	55	14,2	21,8
Lärm	36	9,3	14,3
Ungünstige Arbeitszeiten	31	8,0	12,3
Schmutz	29	7,5	11,5
Sonstige Verbesserungen am Arbeitsplatz	169	43,8	67,1

Tab. 11: Verbesserung der Bedingungen am Arbeitsplatz (n = 252)

Die folgenden Abschnitte – Setting „Schule und Kindertagesstätte" und Setting „Betriebliche Gesundheitsförderung" – gehen näher auf die Inhalte der Angebote in den Settings „Schule und Kindertagesstätte" sowie „Betriebe" ein und wurden von der Landesvereinigung Niedersachsen erstellt.

In die Auswertung wurden insbesondere die offenen Angaben zu den Fragen 1, 2, 3.5, 3.7 und 3.8 einbezogen. Um zeitnahe Ergebnisse gewährleisten zu können, gehen in die Auswertung nur Angebote ein, deren Daten Anfang Januar 2003 in der Datenbank vorlagen.

5

Setting „Schule und Kindertagesstätte"

Unter 3.7/3.8 des Fragebogens wurde abgefragt, welche Ziele im Setting „Schule bzw. Kindertagesstätte" mit den beschriebenen Maßnahmen verfolgt werden. Hier sind die Angebote in einer Rangliste von 26 Zielkategorien aufgeführt (vgl. *Tabelle 12* auf Seite 82).

Verteilung der Angebote im Setting „Schule bzw. Kindertagesstätte"

Die Gesamtzahl der ausgewerteten Angebote im Setting „Schule" liegt bei 217, im Setting „Kindertagesstätte" bei 73. Auffallend ist die deutlich niedrigere Anzahl der Angebote für den Schulbereich im Vergleich zum Kindertagesstättenbereich. Es ist anzunehmen, dass diese Situation nicht nur auf die Zusammenstellung des Verteilers zurückzuführen ist, da durch die Befragung von Netzwerken (z. B. Gesunde-Städte-Netzwerk) oder auch der (Wohlfahrts-)Verbände und kommunaler Träger die vorhandenen Projekte optional angesprochen worden sind. Denkbar ist eher, dass dieses Ergebnis ein Abbild der „Präventionslandschaft" erlaubt.

Auf Schulen wurden schon immer diverse Präventionsanstrengungen gerichtet, u. a. um die Erreichbarkeit ganzer Jahrgänge im schulischen Zusammenhang zu nutzen. Modellversuche wie das OPUS-Netzwerk, das Netzwerk Schule 21 oder andere Foren haben im Schulbereich dafür gesorgt, dass Inhalte der Gesundheitsförderung in vielen Schulen bereits regulär einbezogen werden. Eine ähnliche Bewegung scheint für den Kinder-

Zielkategorien	N Schule (Mehrfachnennungen möglich)	N Kindertagesstätte (Mehrfachnennungen möglich)
Suchtprävention	29	3
„Gesunde Schule"	19	–
Bewegungsangebot	21	7
Soziales Lernen	13	–
Betreuungsangebot	22	8
Gewaltprävention	11	2
Ernährungsangebot	11	7
Frühstücksangebot	10	–
Sozialberatungsangebot	10	2
Sexualpädagogisches Angebot	9	2
Kooperation Elternhaus und Kindertagesstätte/Schule	9	5
Kooperation QM/Stadtteilarbeit mit Kindertagesstätte/Schule	8	8
Fachspezifische Qualifizierung von Multiplikatoren/-innen	8	8
Prävention von HIV/AIDS	8	1
Prävention durch Peer-Education	4	–
Sprachförderung	3	5
Berufsorientierung	2	–
Übergang Kindertagesstätte–Schule	2	2
Schulsanitäter	2	–
Prävention von Ess-Störungen	2	–
Schulprogramm	2	–
Schulkiosk	2	–
Ärztliche Versorgung in der Schule/der Kindertagesstätte	2	1
Elterliche Erziehungskompetenzen verbessern	1	4
Interkulturelle GF	1	2
Sonstige	6	6
Gesamt	*217*	*73*

Tab. 12: Zielkategorien für Settingangebote in Schule und Kindertagesstätte

tagesstättenbereich bisher zu fehlen, obwohl verschiedene Gründe für eine wünschenswerte Verstärkung der Bemühungen sprechen. Die gute Erreichbarkeit von Kindern in der frühen Kindheit, die Möglichkeit, Eltern in die Prävention einzubeziehen, und das positive Image von Kindertagesstätten bei den Nutzern sowie ihre Eingebundenheit in den Stadtteil/Sozialraum bilden dafür geeignete Voraussetzungen.

Zielkategorien im Setting „Schule“

Bei den schulischen Maßnahmen überwiegen sowohl im Gesundheits- wie auch im Sozialbereich die „klassischen“ Bereiche: Suchtprävention, Bewegungsangebote oder Betreuungsangebote. Auffallend häufig werden Angebote zur Suchtprävention mit unterschiedlichsten Schwerpunktsetzungen und Zielgruppen genannt. Sie finden häufig in Form von Gruppenarbeit bzw. Projektwochen statt. Beratung und Begleitung von Drogenberatungslehrern oder interkulturelle Suchtprävention sind unter den Angeboten ebenso zu finden wie Suchtprävention durch Peer-Education oder Erlebnispädagogik.

Ein ähnlich breit gefächertes Spektrum zeigt sich bei den Bewegungsangeboten. Einbezogen sind u. a. das dynamische Sitzen, Bewegungspausen und der Wechsel zwischen Bewegungs- und Entspannungseinheiten, genauso wie die Qualifizierung von Sportlehrern. Auch therapeutische Bewegungsangebote oder Sport und Bewegung durch zusätzliche Volleyball- oder Tischtennisspiele in den Pausen und nach der Schule stellen das heterogene Angebot.

Unter den Betreuungsangeboten existieren neben Freizeitangeboten in der Nachmittags- und Hausaufgabenbetreuung auch Schülerclubs oder die durch Schüler/-innen selbst gestaltete, freundliche Atmosphäre der Mittagspause in der Schule.

Die Vermittlung sozialer Kompetenzen und ein konfliktarmes Miteinander in der Gruppe stehen bei Angeboten zum sozialen Lernen im Vordergrund. Immer werden hier Inhalte der Gesundheitsförderung kreativ miteinbezogen. Umgesetzt wird dies beispielsweise durch Kooperation einer Grundschule mit einem benachbarten Abenteuerspielplatz, aber auch durch Theaterpädagogik, die gemeinsame Zubereitung von Frühstücksmahlzeiten für die Klasse oder durch Erste-Hilfe-Kurse.

Unter die Kategorie „Gesunde Schule“ fallen Maßnahmen zur Schulgesundheit (z. B. durch Verbesserung des Schulklimas), aber auch andere Angebote, die sich auf das Miteinander aller Akteure im Setting „Schule“ beziehen. Die Kategorie wurde immer dann gewählt, wenn in der Projektbeschreibung der allgemeine Terminus „Schulgesundheit“ explizit als Ziel der Präventionsanstrengungen angegeben wurde.

Das Spektrum anderer Zielkategorien wie Gewaltprävention, Kooperation zwischen Elternhaus und Schule oder sexualpädagogischen Maßnahmen ist ähnlich breit gefächert. Zu Letzteren gehören die Prävention von sexuellem Missbrauch genauso wie geschlechtsspezifisch orientierte Sexualpädagogik sowohl für Mädchen wie für Jungen.

Zielkategorien im Setting „Kindertagesstätte“

Ganz anders stellt sich die Situation im Kindertagesstättenbereich dar. Betreuungsangebote, fachspezifische Qualifizierung von Multiplikatoren/-innen und die Kooperation von Quartiersmanagement und Stadtteilarbeit mit den Kindertagesstätten stellen hier die Mehrzahl der Angebote. Das übliche Betreuungsangebot der Kindertagesstätte wird erweitert durch Bemühungen um Öffnungszeiten, die der heutzutage üblichen Schichtarbeit – auch schon im Teilzeitbereich gefordert – Rechnung tragen. Eine Betreuung für Kinder allein erziehender berufstätiger Mütter, aber auch die individuelle Betreuung von behinderten Kindern, ist dazuzurechnen.

Einen hohen Stellenwert nehmen in diesem Bereich die Anstrengungen zur fachspezifischen Qualifizierung von Multiplikatoren/-innen ein. Zur Angebotspalette gehören Multiplikatorenschulungen in der Sucht- oder Gewaltprävention, in psychosozialen und interkulturellen Wissensgebieten oder in der Sprachförderung. Hier bieten sich lohnende Interventionsfelder, denn Erzieher/-innen machen – bezogen auf Störungen in der kindlichen Entwicklung – häufig genauere Beobachtungen, leiten diese aber nicht immer weiter oder werden nach eigenen Aussagen wegen fehlender Ausdrucks- und Darlegungsmöglichkeiten von Eltern wie von Ärzten nicht ernst genommen. Eine verbesserte Qualifizierung in Ausbildung und Weiterbildung kann da Abhilfe schaffen.

Ein Teil der Angebote richtet sich auf die Verbesserung der Ernährungsgewohnheiten. Dazu werden Aktionstage oder Projekte zur Reduzierung von Übergewicht angeboten. Die Frühstücksmahlzeit oder ein ergänzendes Frühstück für sozial benachteiligte Kinder aus Obst, Milchprodukten und Teegetränken gehört für viele Kindertagesstätten zum selbstverständlichen Tagesablauf. So ist zu erklären, dass unter dieser Kategorie nur relativ wenige Angebote aufgeführt werden. Eine Erklärung, die übrigens in ähnlicher Form auch für die Relevanz der Bewegungsangebote gilt.

Es ist anzunehmen, dass die erfragten Angebote die wirkliche Situation im Kindertagesstättenbereich nicht deutlich widerspiegeln. Gesundheit und Gesundheitsförderung spielen dort traditionell eine bedeutende Rolle und gehören so selbstverständlich zum Alltag, dass sie von den Akteuren manchmal kaum als solche wahrgenommen werden (vgl. Hygiene, Zahnpflege, gemeinsames Frühstück etc.). Allein schon aus diesem Grund sollten Präventionsmaßnahmen für sozial Benachteiligte in der Kindertagesstätte entsprechend dem Settingansatz ausgebaut werden. Sie könnten vielfach an eine bewährte Gesundheitskultur in der Einrichtung anschließen, die Eltern miteinbeziehen und so die vorhandenen Gesundheitspotenziale nutzen.

Den erneuten Nachweis, dass diese Maßnahmen gerade für von Armut betroffene Kinder dringend erforderlich sind, hat die zweite AWO-ISS-Studie erbracht (Holz/Skoluda 2002). Dort wurde einmal mehr nachgewiesen, dass sich bei armen Kindern im Vorschul- wie auch im frühen Grundschulalter der Gesundheitszustand als relativ sicherer Indikator für eine problembelastete Lebenssituation erweist.

Die Mehrzahl der dort untersuchten armen Kinder leidet unter psychosomatischen und/oder chronischen Erkrankungen. Setzt man dieses Ergebnis in Beziehung zur Lebenslage der Kinder, so bedeuten diese Erkrankungen eine zusätzliche Beeinträchtigung nicht nur ihrer aktuellen Lebenssituation, sondern auch zukünftiger Entwick-

Zielkategorien	N
Mutterschutz	15
Psychosoziale Beratung	14
Originäre Aufgaben	8
Betriebliche Suchtprävention	5
Bewegungsangebot	3
Ergonomische Arbeitsplatzgestaltung	3
Mitarbeiterführung	2
Schulklima / Lehrer/-innengesundheit	1
Gesamt	*51*

Tab. 13: Ziel: Verbesserung der Bedingungen am Arbeitsplatz

lungs- und Gesundheitschancen. Die familienergänzenden Leistungen der Kindertagesstätten können, angereichert mit Inhalten einer ganzheitlichen Gesundheitsförderung, dieser benachteiligenden Situation entgegenwirken und so für mehr gesundheitliche und soziale Chancengleichheit sorgen.

5

Setting „Betriebliche Gesundheitsförderung"

Unter Punkt 3.5 des Fragebogens wurde abgefragt, welche Ziele im Bereich der betrieblichen Gesundheitsförderung mit den beschriebenen Maßnahmen verfolgt werden. Zu den Maßnahmen/Projekten der betrieblichen Gesundheitsförderung können die in *Tabelle 13* in einer Rangliste aufgeführten 51 Angebote gezählt werden. Unter die Zielkategorie „Mutterschutz" fallen 15 Angebote, die Maßnahmen zur Durchsetzung und Einhaltung der Mutterschutzbestimmungen sowie Informationen über Gefahren am Arbeitsplatz für die reproduktive Gesundheit beinhalten. Sie richten sich an verschiedene Zielgruppen, u. a. an sozial Benachteiligte und an Migrantinnen und Migranten. Die Maßnahmen werden zum Teil auch aufsuchend durchgeführt.

Unter die Kategorie „Psychosoziale Beratung" werden diverse Angebote gefasst, die auf die Verbesserung bzw. den Erhalt einer positiven psychosozialen Befindlichkeit der Arbeitnehmer/-innen zielen. In die Kategorie werden Institutionen aufgenommen, deren Angebote explizit auch an Betriebe gerichtet sind bzw. im Betrieb stattfinden. Die Bandbreite unter dieser Zielkategorie ist erwartungsgemäß breit: Sie reicht von allgemeinen Maßnahmen zur sozialen Integration und zur Integration ausländischer Arbeitnehmer/-innen und Aussiedler/-innen über Informationen zum Arbeitsrecht bis hin zu Aktivitäten gegen Stress, psychische Belastungen und Mobbing.

An dritter Stelle der Rangliste befindet sich eine Kategorie mit der Bezeichnung „Originäre Aufgaben". Dazu gehören Informationen über Passivrauchen oder Infektions-

Handlungsfeld	Anzahl	Nennungen in %	Fälle in %
Bewältigungsressourcen	1.353	15,2	65,0
Stressbewältigung	951	10,7	45,7
Ernährung	832	9,4	40,0
Alkoholprävention	814	9,2	39,1
Gewaltprävention	729	8,2	35,0
Medikamentenkonsum	699	7,9	33,6
Drogenprävention	658	7,4	31,6
Sport und Bewegung	585	6,6	28,1
Rauchprävention	527	5,9	25,3
Sexualverhalten	505	5,7	24,3
AIDS-Prävention	425	4,8	20,4
Unfallprävention	191	2,1	9,2
Sonstige	617	6,9	29,6

Tab. 14: Ziel: Verbesserung des individuellen Gesundheitsverhaltens (n = 2.082)

krankheiten, Kurberatungen, Hilfen für Behinderte am Arbeitsplatz (Barrieren, technische Hilfsmittel etc.), aber auch der Umgang mit Pfändungen (d. h. eine Beratung von Arbeitgebern hinsichtlich Pfändungshöhen).

Bei den restlichen Maßnahmen handelt es sich um einzelne Angebote zur betrieblichen Suchtprävention, Bewegungsförderung, Ergonomie am Arbeitsplatz und Ähnliches.

Ziele und Angebotsarten

Tabelle 14 gibt einen Überblick über die Antworten auf Frage 3.1 zu den Zielen und Handlungsfeldern der gesundheitsfördernden Angebote, soweit sie sich auf das individuelle Gesundheitsverhalten beziehen. Zwei Drittel der Anbieter nennen die Stärkung der „Bewältigungsressourcen“ als ein Ziel ihrer Maßnahmen. Eine eher „unspezifische“ salutogenetische Ausrichtung (vgl. Antonovsky 1997) wird auch bei der „Stressbewältigung“ als Handlungsfeld mit der zweithäufigsten Anzahl von Nennungen deutlich. Es folgen deutlich spezifizierte „präventive“ Handlungsfelder wie die Förderung gesunder Ernährung und die Prävention von Alkoholkonsum oder Gewalt.

Über zwei Drittel der Angebote geben drei oder mehr Handlungsfelder an, in denen sie sich für die Verbesserung des individuellen Gesundheitsverhaltens einsetzen. Es kann davon ausgegangen werden, dass die Mehrzahl der Maßnahmenanbieter eine Stärkung der Bewältigungsressourcen als Voraussetzung für die Arbeit an spezifisch gesundheitsbezogenen Zielen wie z. B. der Prävention von Gewalt oder Medikamentenkonsum ansieht und dass dies als zentraler Bestandteil ihrer Angebote verstanden wird.

Bereich	Anzahl	Nennungen in %	Fälle in %
Verbesserung der sozialen Integration	1.395	18,6	70,1
Stärkung der sozialen Unterstützung	1.234	16,4	62,0
Sozialberatung	979	13,0	49,2
Gewalt-/Aggressionsbewältigung	655	8,7	32,9
Hilfe bei der Arbeitsplatzsuche	562	7,5	28,3
Hilfe bei der Wohnungssuche	517	6,9	26,0
Kinder-/Jugendschutz	407	5,4	20,5
Budget-/Schuldnerberatung	392	5,2	19,7
Hilfe bei der Kinderbetreuung	376	5,0	18,9
Schwangerschaft/Geburtsvorbereitung	283	3,8	14,2
Sprachunterricht	194	2,6	9,8
Sonstige Interventionsansätze	519	6,9	26,1

Tab. 15: Ziel: Stärkung gesundheitlicher und sozialer Ressourcen (n = 1.989)

Die Bedeutung relativ unspezifischer ressourcenorientierter Ansätze, durch die die Zielgruppe befähigt werden soll, aus eigener Kraft gesundheitsgefährdende Belastungen zu bewältigen, zeigt sich auch bei den Antworten auf Frage 3.2 nach den Ansätzen zur Stärkung der gesundheitlichen und sozialen Ressourcen (vgl. *Tabelle 15*). Die mit Abstand meisten Nennungen erhalten Ansätze, die sich um die soziale Integration der Zielgruppen bemühen und damit einen wichtigen Beitrag zur Schaffung und Stärkung des „Kohärenzgefühls" im Sinne Antonovskys leisten (vgl. Antonovsky 1997).
Auch im Bereich der Stärkung gesundheitlicher und sozialer Ressourcen kommt es in hohem Maße zur Überschneidung mehrerer Zielbereiche. Wie schon *Tabelle 15* belegt, kann davon ausgegangen werden, dass die Stärkung sozialer Integration und sozialer Unterstützung ein gemeinsamer Nenner der ansonsten sehr problemspezifisch arbeitenden Angebote ist. 738 Angebote setzen sich dafür ein, die Inanspruchnahme der gesundheitlichen Versorgungsangebote zu verbessern (vgl. *Tabelle 16*).

Versorgungsangebot	Anzahl	Nennungen in %	Fälle in %
Teilnahme an Vorsorgeuntersuchungen	304	25,6	41,2
Teilnahme an Früherkennungsuntersuchungen	246	20,7	33,3
Impfungen	208	17,5	28,2
Sonstige Verbesserung der gesundheitlichen Versorgung	431	36,2	58,4

Tab. 16: Verbesserung der Inanspruchnahme gesundheitlicher Versorgung (n = 738)

Angebotsart	Anzahl	Nennungen in %	Fälle in %
Beratungsangebot	1.358	23,5	62,2
Bildungsangebot/Schulungsprogramm	758	13,1	34,7
Freizeitangebot	632	10,9	28,9
Erstellung von Materialien	403	7,0	18,4
Aktionstag	400	6,9	18,3
Tagung/Veranstaltung(sreihe)	382	6,6	17,5
Stadtteilarbeit/Gemeinwesenentwicklung	351	6,1	16,1
Versorgungsangebot (z. B. Mittagstisch)	288	5,0	13,2
Gesundheitstag/-woche	265	4,6	12,1
Ausstellung	184	3,2	8,4
Sonstige Angebotsart	754	13,1	34,5

Tab. 17: Angebotsarten (n = 2.185)

Auffällig ist der hohe Anteil „sonstiger" Angebote der gesundheitlichen Versorgung. Oft werden hier Ansätze genannt, die vorhandene Schwellenängste bei der Zielgruppe – z. B. durch die Begleitung beim Arztbesuch – abbauen sollen. Weitere wichtige Themen dieses vielgestaltigen Interventionsbereiches sind eher primärpräventive Bereiche wie Sexualaufklärung und die Verhütung ungewollter Schwangerschaften sowie die Aufklärung zu übertragbaren Krankheiten (insbesondere AIDS).

Angebotsarten

Tabelle 17 gibt einen Überblick über die Angebotsarten, mit denen die vorstehend dargestellten Ziele erreicht werden sollen. Bei der Interpretation der Zahlen ist zu beachten, dass nur etwa ein Drittel der Angebote ein „exklusives" Angebot machen, während die übrigen Maßnahmen zwei oder mehr Angebotsarten umfassen. Fast zwei Drittel aller Maßnahmen bieten Beratungen an, die damit fast doppelt so oft genannt werden wie die in der Häufigkeit der Nennung folgenden Bildungs- und Schulungsangebote.

Kooperation und Vernetzung

Kooperations- und Vernetzungsbeziehungen kommt in der Praxis gesundheitsfördernder Angebote eine besondere Bedeutung zu, da durch gelungene Kooperationen Ressourcen und Erfahrungen zielgerichtet gebündelt werden können.

Eingebundene Kooperationspartner

Auf Frage 8 nach den Kooperationspartnern bzw. kooperierenden Institutionen der Angebote geben lediglich 1,4 % der Anbieter an, ganz ohne Kooperationspartner zu arbeiten (vgl. *Tabelle 18*). Etwa die Hälfte aller Angebote arbeitet mit bis zu fünf Kooperationspartnern zusammen.

Kooperationspartner	Anzahl	Nennungen in %	Fälle in %
Beratungsstellen	1.345	10,2	63,2
Gesundheitsamt	965	7,3	45,3
Niedergelassene Ärzte/Ärztinnen	881	6,7	41,4
Sozialamt	873	6,6	41,0
Jugendamt	867	6,6	40,7
Wohlfahrtsverbände	807	6,1	37,9
Schulen	793	6,0	37,2
Selbsthilfegruppen	745	5,7	35,0
Regionale Arbeitsgemeinschaften	698	5,3	32,8
Krankenhäuser	641	4,9	30,1
Krankenkassen	568	4,3	26,7
Kirchengemeinden/Kirchl. Einrichtung	565	4,3	26,5
Jugendhäuser/Jugendtreffs	472	3,6	22,2
Polizei	452	3,4	21,2
Kindergärten	406	3,1	19,1
Nachbarschaftshilfe/Stadtteilinitiativen	402	3,0	18,9
Unternehmen	254	1,9	11,9
Sportvereine	245	1,9	11,5
Haftanstalten	239	1,8	11,2
Ärzteverbände	190	1,4	8,9
Gesundheitskonferenz	146	1,1	6,9
Hebammen	118	0,9	5,5
Sonstige Kooperationspartner	484	3,7	22,7
Keine Kooperationspartner	29	0,2	1,4

Tab. 18: Kooperationspartner (n = 2.129)

Angesichts des hohen Stellenwertes von Beratungsangeboten (vgl. Kapitel „Ziele und Angebotsarten") verwundert es nicht, dass Beratungsstellen von fast zwei Dritteln der Angebote – und damit mit Abstand als häufigste Kooperationspartner – genannt werden. Einen hohen Stellenwert bei der Erstellung gesundheitsfördernder Angebote haben Gesundheits-, Sozial- und Jugendämter, die jeweils über 40 % der Nennungen erhalten. Die kursorische Betrachtung der offenen Angaben zu Frage 2, die nach Akteuren fragt, die in die Angebotsentwicklung einbezogen sind, zeigt oftmals sehr komplexe Kooperations- und Netzwerkbeziehungen.

Eingebundene Multiplikatoren und Mediatoren

Die Einbeziehung von Multiplikatoren bzw. Mediatoren (Frage 7) bietet die Gewähr dafür, Zielgruppen angemessen ansprechen und erreichen zu können, was eine wichtige

Multiplikatoren	Anzahl	Nennungen in %	Fälle in %
Sozialarbeiter/-innen bzw. Sozialpädagogen und Sozialpädagoginnen	1.462	16,0	68,7
Berater/-innen	983	10,8	46,2
Ärzte/Ärztinnen	935	10,2	44,0
Lehrer/-innen	709	7,8	33,3
Eltern	654	7,2	30,7
Psychologen/Psychologinnen	652	7,1	30,7
Fachöffentlichkeit	640	7,0	30,1
Erzieher/-innen	547	6,0	25,7
Kursleiter/-innen	428	4,7	20,1
Jugendarbeiter/-innen	416	4,6	19,6
Peers/Gleichaltrige	290	3,2	13,6
Krankenschwestern/-pfleger	255	2,8	12,0
Ausbilder/-innen	254	2,8	11,9
Mediatoren (z. B. Dolmetscher/-innen)	229	2,5	10,8
Hebammen	119	1,3	5,6
Sonstige Multiplikatoren/Mediatoren	457	5,0	21,5
Keine Multiplikatoren/Mediatoren	95	1,0	4,5

Tab. 19: Multiplikatoren/Mediatoren im Rahmen der Angebote (n = 2.127)

Voraussetzung für erfolgreiche gesundheitsfördernde Interventionen darstellt. *Tabelle 19* gibt einen Überblick über die eingebundenen Multiplikatoren und Mediatoren.

Knapp jedes 20. Angebot (4,5 %) gibt an, ohne Multiplikatoren und Mediatoren zu arbeiten. Der starke soziale Bezug der Angebote wird durch die Nennung von Sozialarbeitern und Sozialarbeiterinnen als häufigste Multiplikatorengruppe unterstrichen.

	Häufigkeit	Prozent	Kumulierte Prozente
Keine Dokumentation	442	22,5	22,5
Dokumentation geplant	314	16,0	38,4
Dokumentation in Arbeit	178	9,0	47,5
Interne Dokumentation	928	47,2	94,6
Externe Dokumentation	106	5,4	100,0
Gesamt	*1.968*	*100,0*	
Fehlend	*288*		

Tab. 20: Dokumentation der Angebote

Dokumentation und Evaluation der Angebote

Dokumentation und Evaluation der erbrachten Leistungen gewinnen als Instrumente der Qualitätssicherung einen zunehmend wichtigen Stellenwert in der Praxis gesundheitsfördernder Angebote. Dies nicht zuletzt deshalb, da sie Voraussetzung für die Einwerbung notwendiger Projektmittel sind.

Dokumentation der Angebote

Über die Hälfte der Angebote gibt an, dass eine Dokumentation ihrer Arbeit (z. B. in Gestalt eines Jahresberichtes) vorliegt (Frage 10, *Tabelle 20*). Der überwiegende Teil der dokumentierten Angebote erstellt diese Berichte im Sinne einer internen Dokumentation selbst. Erstaunlich ist der mit 22,5 % sehr hohe Anteil der Angebote, für die keinerlei Dokumentation vorliegt und die auch keine planen oder aktuell bearbeiten.

Evaluation der Angebote

71,2 % der Angebote können keine Evaluation vorweisen (Frage 11, vgl. *Tabelle 21*), die über eine reine Dokumentation insofern hinausgeht, als sie die erbrachten Leistungen auch hinsichtlich zuvor formulierter Zielsetzungen bewertet. Der große Anteil evaluationsabstinenter Angebote lässt sich durch den hohen finanziellen Aufwand erklären, der insbesondere mit einer externen Evaluation verbunden ist.[9]

Die Grenzen zwischen Dokumentation und Evaluation sind fließend: Eine Evaluation dokumentiert die erbrachten Leistungen umfassend und auch ein primär als Dokumentation konzipierter Quartalsbericht kann Elemente einer Evaluation umfassen. Die Kreuztabellierung der beiden Variablen Dokumentation und Evaluation zeigt einen deutlichen Zusammenhang: Angebote ohne Dokumentation werden in der Regel nicht evaluiert,

	Häufigkeit	Prozent	Kumulierte Prozente
Keine Evaluation	705	39,8	39,8
Evaluation geplant	391	22,1	61,8
Evaluation in Arbeit	166	9,4	71,2
Interne Evaluation	391	22,1	93,2
Externe Evaluation	120	6,8	100,0
Gesamt	*1.773*	*100,0*	
Fehlend	*483*		

Tabelle 21: Evaluation der Angebote

9 Überdurchschnittlich viele Angebote (483 bzw. 21,4 %) machen keine Angaben zur Evaluation, deutlich mehr als bei der Frage zur Dokumentation. Es kann davon ausgegangen werden, dass für die meisten dieser Angebote keine Evaluation vorliegt.

gleichzeitig liegt für extern evaluierte Angebote überproportional häufig auch eine extern erstellte Dokumentation vor.

In weitergehenden Untersuchungen wird zu fragen sein, ob sich ein Zusammenhang zwischen dem Einsatz dieser beiden Instrumente der Qualitätssicherung und einzelnen Interventionsfeldern bzw. Finanzierungsquellen feststellen lässt.

Finanzierung der Angebote

Die in Frage 9 erhobenen Angaben zu den Finanzierungsquellen der Angebote lassen Aussagen zu deren „Verbreitung" zu, erlauben jedoch keine Aussagen zu ihrem quantitativen Stellenwert für die Finanzierung der Angebote. So ist vorstellbar, dass Finanzierungsquelle X zwar von einem Großteil der Angebote genannt wird, aber jeweils nur einen geringen Beitrag zum insgesamt verfügbaren Finanzvolumen beiträgt. Dies wird durch die Tatsache unterstrichen, dass sich nur ein Drittel der Angebote ausschließlich aus einer Quelle finanziert, der größte Teil arbeitet dagegen mit einem Finanzierungsmix.

Drei von vier gesundheitsfördernden Angeboten (77,8 %) für sozial Benachteiligte geben an, (auch) öffentliche Mittel zur Verfügung zu haben; damit erhält diese Finanzierungsquelle mit Abstand die meisten Nennungen (vgl. *Tabelle 22*). Einen hohen Stellenwert haben Spenden (35,6 %) und Vereinsgelder (20,9 %). Jedes fünfte Angebot setzt (auch) Ehrenamtliche ein (20,1 %). Bezogen auf die Gesamtheit der erfassten Angebote haben Krankenkassen als Geldgeber für 12,2 % der Angebote eine eher geringe Verbreitung. Unter den sonstigen Finanzierungsquellen finden sich u. a. die Kirchensteuer, Lottomittel, weitere öffentliche Zuwendungsgeber (z. B. die Bundesversicherungsanstalt für Angestellte) und die Angabe, dass die Maßnahmen aus „Eigenmitteln" des Trägers finanziert werden.

Finanzierungsquelle	Anzahl	Nennungen in %	Fälle in %
Öffentliche Mittel	1.657	33,5	77,8
Spenden	758	15,3	35,6
Vereinsgelder	446	9,0	20,9
Ehrenamtliche	428	8,7	20,1
Teilnehmer/-innenbeiträge	371	7,5	17,4
Sponsorengelder	288	5,8	13,5
Krankenkassen	259	5,2	12,2
Stiftungsgelder	170	3,4	8,0
Sonstige Finanzierungsquellen	567	11,5	26,6

Tab. 22: Finanzierungsquellen (n = 2.131)

Finanzierungsquelle	Anzahl	Nennungen in %	Fälle in %
Kommunale Mittel	1.019	39,1	62,5
Landesmittel	970	37,3	59,5
Arbeitsbeschaffungsmaßnahmen (ABM)	225	8,6	13,8
Bundesmittel	214	8,2	13,1
Strukturanpassungsmaßnahmen (SAM)	176	6,8	10,8

Tab. 23: Differenzierung der Finanzierungsquelle „Öffentliche Mittel“ (n = 1.630)

Die differenzierte Betrachtung der öffentlichen Mittel zeigt, dass Gesundheitsförderung (für sozial Benachteiligte) in erster Linie Aufgabe der Länder und Kommunen ist, die jeweils von etwa 60 % aller aus öffentlichen Mitteln finanzierten Angebote genannt werden. Demgegenüber einen eher nachgeordneten Stellenwert besitzen Bundesmittel (13,1 %) sowie Gelder aus Arbeitsbeschaffungsmaßnahmen (13,8 %) und Strukturanpassungsmaßnahmen (10,8 %).

Die Verteilung der Krankenkassenmittel zeigt einen deutlichen Schwerpunkt in Angeboten nach § 20 SGB V. Relativ trennscharf gegeneinander abgegrenzt werden vor allem Projekte der Selbsthilfe nach § 20 (4) und der primären Prävention nach § 20 (1) finanziert. Nur einen geringen Anteil haben Maßnahmen zur Patienteninformation nach § 65b SGB V.

5

Von den 259 Angeboten, die sich (auch) aus Mitteln der Krankenkassen finanzieren, beziehen sich drei Viertel (n = 190) auf eine der drei in *Tabelle 24* aufgeführten und im SGB V festgeschriebenen Finanzierungsquellen. Es ist davon auszugehen, dass das restliche Viertel der Angebote Krankenkassenmittel – z. B. im Rahmen der Öffentlichkeitsarbeit – als Zuschuss zu Veranstaltungen oder Publikationen erhält.

Darstellung instruktiver Angebote

Ziel der Erhebung war einerseits die Abbildung der bestehenden Breite der Angebote, andererseits die Möglichkeit der Filterung besonders nachahmenswerter und innovativer

Finanzierungsquelle	Anzahl	Nennungen in %	Fälle in %
Primärprävention	87	43,1	45,8
Selbsthilfeförderung	100	49,5	52,6
Patienteninformation	15	7,4	7,9

Tab. 24: Differenzierung der Finanzierungsquelle „Krankenkassenmittel“ (n = 190)

Projekte im Rahmen nachfolgender Arbeitsphasen. Im Zuge der ersten Projektphase konnten nur einzelne Projekte exemplarisch betrachtet werden. Die Auswahl folgte dabei keinen systematischen Kriterien, sondern ergab sich eher zufällig im Zuge der Datenbearbeitung. Im Folgenden werden fünf dieser Projekte kurz skizziert. Jedes der aufgeführten Projekte weist dabei eine andere Besonderheit auf. Die Auswahl stellt keine Bewertung im Vergleich zu anderen Projekten dar.

Projekt 1: Fortlaufendes Angebot in einer Gesamtschule

Durch das Gesundheitsamt Frankfurt/Oder wird an einer sportbetonten Gesamtschule langfristig ein Projekt zum Thema „Resistenz gegen Tabakwerbung" durchgeführt. Seit Februar 2002 findet für alle Schüler der 7. Klasse monatlich ein „Projekttag" statt. Die Arbeit erfolgt in Kleingruppen und ist an den Interessen der Schüler ausgerichtet. Die Veranstaltungen werden durch Mitarbeiter aus dem Gesundheitsamt, Jugendamt, Lehrer und andere Professionelle durchgeführt. Der Settinganzatz wird als wesentlich betrachtet, da die Schüler an ihrem „Lebensort" Schule stark sozialisiert sind. Es wird eine rauchfreie Schule angestrebt, d. h. nicht nur die Schüler, sondern auch die Lehrer werden angehalten nicht zu rauchen. Den rauchenden Lehrern werden durch einen Arzt Informationen und Angebote zur Entwöhnung gemacht. Wichtige Multiplikatoren sind neben den Kursleitern die Lehrer, Eltern und auch Peers. Unterstützt wird das Modellprojekt von den örtlichen Krankenhäusern, Krankenkassen, Wohlfahrtsverbänden und regionalen Arbeitsgemeinschaften. Eine kontinuierliche Finanzierung ist über § 20 SGB V und über Spendengelder geplant.

Projekt 2: Hausinterner Dolmetscherdienst

Im Krankenhaus München-Schwabing, einem Akutkrankenhaus der höchsten Versorgungsstufe, wurde 1996 durch die Krankenhausleitung (insbesondere die Pflegedirektorin) ein Übersetzungsangebot initiiert. Es kann von allen Patienten, deren Angehörigen und auch von Mitarbeitern des Hauses genutzt werden.

Zur Zeit sind 43 Dolmetscher (vorwiegend Muttersprachler) in ein strukturiertes Organisationskonzept eingebunden. Durch die hauseigenen Mitarbeiter (vorwiegend Pflegekräfte) kann in 26 Sprachen übersetzt werden. Die Dolmetscher dokumentieren ihre Arbeit und erhalten Freizeitausgleich. Durch die anderen Kollegen wird die dadurch anfallende Mehrarbeit mitgetragen. Eine regelmäßige Fortbildung wurde eingerichtet. Ziele des Dolmetschdienstes sind eine effektivere und nachhaltigere Versorgung von Migranten auf der Basis der besseren Verständigung und des Abbaus von kulturell bedingten Missverständnissen. Als Nebeneffekt zum geplanten Ziel kam es zu einer besseren Integration und zur Wertschätzung der ausländischen Mitarbeiter/-innen. Das interkulturelle Angebot hat sich erhöht, z. B. wurden muslimische Gebetsräume eingerichtet. Das gesammelte Wissen und die Erfahrungen wurden 1997 publiziert. Die Veröffentlichung – Muslimische Patienten. Ein Leitfaden zur interkulturellen Verständigung in Krankenhaus und Praxis, Zuckschwerdt-Verlag, München – ist inzwischen in 2. Auflage erschienen.

Projekt 3: Geburts- und Elternschaftsvorbereitung für sozial Benachteiligte
Durch den Pro-Familia-Landesverband Brandenburg wurde 1996 eine Stillstatistik erhoben. Sie zeigte, dass bei besserer Vorbereitung auf die Elternzeit und die damit verbundenen Belastungen die Stilldauer erhöht wurde. Deshalb wurde speziell für sozial Benachteiligte ein Geburtsvorbereitungskurs eingerichtet.

Die Finanzierung wird durch den § 20 SGB V gesichert. Die Wissensvermittlung erfolgt über Ärzte, Hebammen und Eltern. Zusätzlich sind Schulen, das Sozialamt, das Gesundheitsamt, das Jugendamt sowie Krankenhäuser an der Durchführung beteiligt. An acht Abenden werden den Paaren, Alleinerziehenden und Migranten nicht nur Informationen über die Entbindung und emotionalen Belastungen in der Elternzeit gegeben, sondern auch Hinweise und Hilfen in sozialen, rechtlichen und finanziellen Angelegenheiten. Insbesondere viele sozial Benachteiligte brauchen Unterstützung und ausführliche Informationen über die möglichen Hilfeleistungen.

Projekt 4: Eine Fahrradstation als Beschäftigungsprojekt
Die Arbeitslosenselbsthilfe Osnabrück bietet seit 1984 ein vielfältiges Angebot. Eine selbstverständliche Grundtätigkeit ist die Beratung Arbeitsloser und von Arbeitslosigkeit bedrohter Bürger. Zusätzlich sind zahlreiche Projekte entstanden. Die Beratungsangebote finden jetzt nicht nur persönlich statt, sondern es werden ausführliche Informationsmaterialien erstellt, die als Hintergrundinformationen, als Flyer sowie auf einer Internetseite zur Verfügung gestellt werden. Zur Verbreitung des Themas „Armut und Gesundheit" ist eine Wanderausstellung erstellt worden, zu der eine ausführliche Dokumentation vorliegt. Das Hauptziel des Vereins besteht in der Gesundheitsstärkung durch Armutsvermeidung.

Am Bahnhof in Osnabrück existiert seit einigen Jahren die vom Arbeitslosenhilfeverein errichtete Radstation. Anfänglich war dies ein kleines Beschäftigungsprojekt mit ehrenamtlichen Mitarbeitern und ABM-Stellen. Durch den kontinuierlichen Ausbau und die Zusammenarbeit mit dem ADFC ist die Radstation heute ein viel genutztes Dienstleistungsunternehmen mit sechs festen Arbeitsplätzen. Interessant an diesem Projekt ist die Entstehung, da dieses Projekt keine Neuerfindung ist, sondern als Idee aus Nordrhein-Westfalen übernommen wurde.

Projekt 5: Nichtraucherprojekt mit breiter Wirkung
In Bad Langensalza in Thüringen wurde von einem Projekt der Arbeiterwohlfahrt eine Maßnahme zur Rauchprävention bei Jugendlichen gestartet, die nicht nur lokalen Erfolg haben sollte. Mit Jugendlichen wurde im Jugendzentrum „XXL" unter Anleitung eines Netzwerkadministrators eine Website zum Thema „Nichtrauchen" erstellt. Diese Maßnahme wurde im Rahmen eines Antiraucherprojektes über „www.drugcom.de" mit Unterstützung des Landesfilmdiensts Thüringen erstellt. Während der Erstellung waren mehrere Jugendliche (Raucher und Nichtraucher gemeinsam) mit dem Thema „Nichtrauchen" konfrontiert. Das erstellte Projekt, das unter „www.raucher-pause.de.vu"

5

abrufbar ist, bietet nun weiteren Jugendlichen die Möglichkeit, sich über die Folgen des Rauchens auf ansprechende Weise zu informieren. Das Projekt wird von Jugend- und Sozialarbeiter/-innen betreut und u. a. durch öffentliche Mittel (z. B. SAM) finanziert. Die Dokumentation liegt in Form einer Internetseite vor.

1.5.4. Perspektiven

Erweiterung und Fortführung des Internetangebots

Um allen Interessierten die Möglichkeit zur Nutzung des Informationsbestandes zu Angeboten der Gesundheitsförderung bei sozial Benachteiligten zu geben, wird – nach Erfassung auch der nach Erhebungsende Mitte Dezember 2002 eingegangenen Fragebögen und deren redaktioneller Aufbereitung – unter der bekannten Internetdomain www.datenbank-gesundheitsprojekte.de eine Recherchefunktion zur Verfügung gestellt. Diese ermöglicht die zielgenaue Angebotssuche nach folgenden Kriterien:

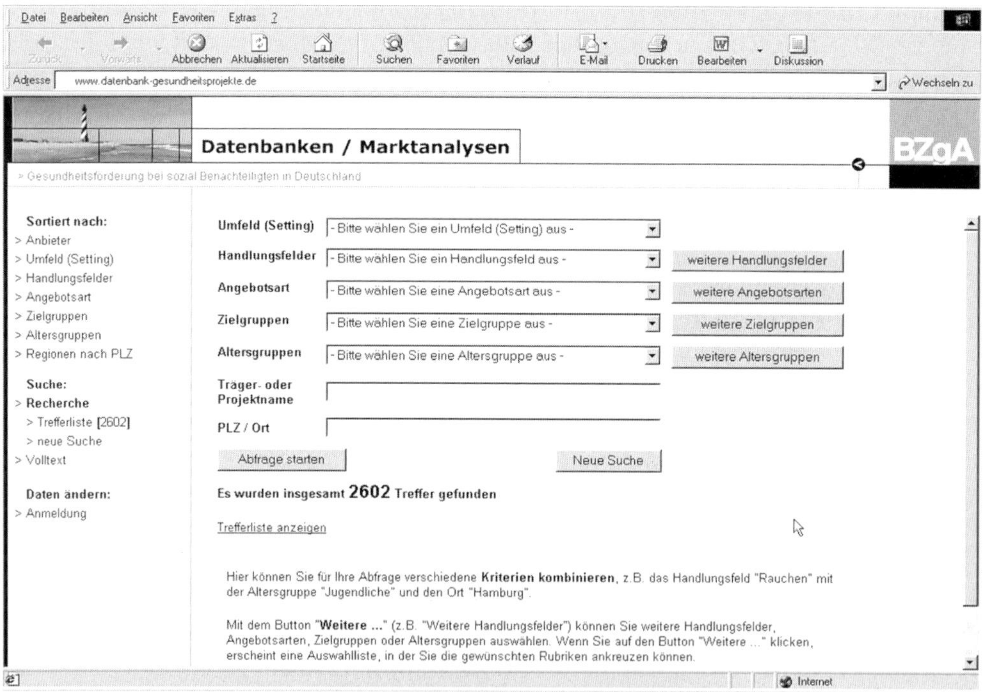

Abb. 1: Startseite von „www.datenbank-gesundheitsprojekte.de"

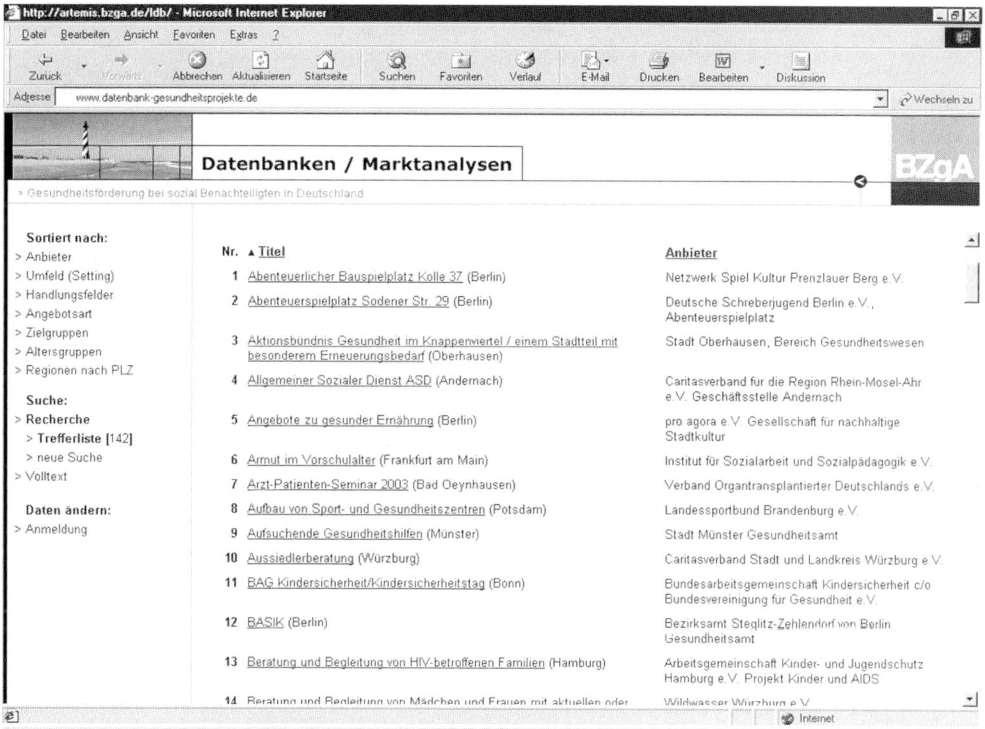

Abb. 2: Ergebnisliste von „www.datenbank-gesundheitsprojekte.de". Gesucht wurde nach den Kriterien „Umfeld", „Kindergarten" und „Altersgruppe 1–5 Jahre".

- Name des Angebots bzw. Anbieters,
- Handlungsfelder (Vorgaben entsprechend Frage 3.1),
- Setting (Betrieb, Stadtteil, Kindergarten, Schule),
- Angebotsart (Vorgaben entsprechend Frage 4),
- Zielgruppen (Vorgaben entsprechend Frage 6.3),
- Altersgruppen (Vorgaben entsprechend Frage 6.1),
- geschlechtsspezifische Angebote (Vorgaben entsprechend Frage 6.2).

Ergänzend zu den inhaltlichen Suchkriterien ist die regionale Eingrenzung der Suchergebnisse möglich nach

- Bundesland,
- Postleitzahl,
- Ort.

Perspektivisch ist es möglich, die zunächst mit dem Onlinefragebogen und der Recherchefunktion im Wesentlichen auf die Ergebnisse der Erhebung zugeschnittenen Inhalte der Website im Sinne einer umfassenden Plattform „Gesundheitsförderung bei sozial

Benachteiligten" weiterzuentwickeln. Anschließend an eine Bedarfserhebung können im Kontext dieser Internetplattform den Nutzerinnen und Nutzern weiterführende Informationen (z. B. aufbereitete Ergebnisse thematisch relevanter Studien), Materialien und Serviceangebote (Termine, Adressen, Diskussionsforen) zur Verfügung gestellt werden.

Detaillierte Vorschläge zur inhaltlichen Ausgestaltung eines Internetportals wurden im Dezember 2002 im gemeinsamen Konzeptentwurf zur Umsetzung einer zweiten Projektphase von Gesundheit Berlin e. V. und dem Landesgesundheitsamt Baden-Württemberg vorgelegt.

Auffinden vorbildlicher und instruktiver Praxisbeispiele

Die im Rahmen der ersten Projektphase erstellte Zusammenstellung von Angeboten zur Gesundheitsförderung bei sozial Benachteiligten bietet eine bislang nicht gegebene Möglichkeit, um „gute" Angebote mit Motivationscharakter für andere Anbieter zu identifizieren. Im Abschnitt „Darstellung instruktiver Angebote" wurden beispielhaft fünf potenziell „vorbildliche" Angebote vorgestellt.

Um die Auswahl der Angebote „guter" Praxis aus der Gesamtheit der erfassten Angebote auf eine systematische Grundlage zu stellen, sollen in einem an die erste Projektphase anschließenden Arbeitsschritt Filterkriterien aus der Literatur abgeleitet werden (z. B. Bundesvereinigung für Gesundheit e. V. 2000, BZgA 2001) und anhand der Kategorien des Fragebogens operationalisiert werden. Diese Kategorien bilden die Grundlage eines ersten Filterprozesses.

Als Kriterien für den ersten Filterprozess kommen infrage:

- Zielgruppe sind (auch) Kinder und Jugendliche (Frage 6.1).
- Mindestens eine Zielgruppe in „schwieriger sozialer Lage" (Frage 6.3).
- Angebot wird 2003 fortgeführt (Frage 5.1).
- Angebot arbeitet in einem Setting (Fragen 3.4 bis 3.8).
- Gewährleistung von Erfahrung und Nachhaltigkeit: Das Angebot nahm die Arbeit vor 2002 auf (Frage 5.1).
- Netzwerkarbeit/Ressourcenbündelung: Es werden mindestens zwei Multiplikatoren bzw. Kooperationspartner angegeben (Fragen 7 und 8).
- Das Angebot wird dokumentiert (Frage 10).
- Das Angebot wird evaluiert (Frage 11).

Die Liste der durch die Filterung ermittelten Angebote wird an den Auftraggeber und die Mitglieder des beratenden Arbeitskreises übermittelt, um als Diskussionsgrundlage für das weitere Verfahren – insbesondere die Befragung ausgewählter „guter" Anbieter in Projektphase zwei – zu dienen. Sollte sich zeigen, dass das Ergebnis der ersten Filterung hinsichtlich der Anzahl und der regionalen Verteilung der Angebote als Grundlage für die zweite Projektphase nicht praktikabel ist (z. B. weil deutlich zu viele oder zu wenige

Angebote ausgewählt werden) oder Qualität und Vollständigkeit der erhobenen Angaben die Aussagen zu einzelnen Filterkriterien nur bedingt tragfähig erscheinen lassen, so sind ggf. die Filterkriterien zu modifizieren.

Verstetigung der Arbeit und Aufbau eines bundesweiten Netzes regionaler Knotenpunkte

Um die in der ersten Projektphase aufgebaute „lebendige Datenbank" zu verstetigen und ihre Inhalte und Angebote für die regionale Praxis der Gesundheitsförderung bei sozial Benachteiligten im Sinne eines Informationstransfers fruchtbar zu machen, sollte in einer zweiten Projektphase ein Netz dezentraler Knotenpunkte aufgebaut werden, deren Aufgabe u. a. der Aufbau von Arbeitskreisen zum Thema „Gesundheitsförderung bei sozial Benachteiligten" ist. Diese Arbeitskreise können institutionell bei den Landesarbeitsgemeinschaften für Gesundheitsförderung angesiedelt werden. Zum Aufbau sowie zur konkreten Arbeit der regionalen Knotenpunkte soll auf die Ausführungen im gemeinsamen Konzeptentwurf zur Umsetzung einer zweiten Projektphase verwiesen werden, den Gesundheit Berlin e. V. und das Landesgesundheitsamt Baden-Württemberg im Dezember 2002 vorgelegt haben.

Literatur

Antonovsky, A. (1997): Salutogenese. Zur Entmystifizierung der Gesundheit. Dt. erweiterte Ausgabe von Alexa Franke. Dgvt-Verlag, Tübingen.

Arbeitsgemeinschaft der Spitzenverbände der Krankenkassen (Hrsg.) (2001): Gemeinsame und einheitliche Handlungsfelder und Kriterien der Spitzenverbände der Krankenkassen zur Umsetzung von § 20 Abs. 1 und 2 SGB V vom 21. Juni 2000 in der Fassung vom 27. Juni 2001, o. O.

Arbeitsgemeinschaft der Spitzenverbände der Krankenkassen (Hrsg.) (2002): Weiterentwicklung der Prävention und Gesundheitsförderung in Deutschland. Vorstellungen der Spitzenverbände der Krankenkassen vom 22. Mai 2002, o. O.

Bundesvereinigung für Gesundheit e. V. (Hrsg.) (2000): Qualitätsmanagement in gesundheitsfördernden Einrichtungen. Leitfragen zur Umsetzung, Basiskonzept der Landesvereinigungen und der Bundesvereinigung für Gesundheit e. V., Bundesvereinigung für Gesundheit e. V., Bonn.

BZgA – Bundeszentrale für gesundheitliche Aufklärung (2001): Qualitätsmanagement in Gesundheitsförderung und Prävention – Grundsätze, Methoden und Anforderungen. Reihe Forschung und Praxis der Gesundheitsförderung, Band 15. BZgA (Bundeszentrale für gesundheitliche Aufklärung), Köln.

Holz, G./Skoluda, S. (2002): Armut im frühen Grundschulalter. Eine vertiefende Untersuchung zu Lebenssituation, Ressourcen und Bewältigungshandeln von Kindern. ISS-Aktuell 14/2002, Frankfurt am Main.

Prävention 3/2002. Zeitschrift für Gesundheitsförderung. Schwerpunktheft „Der Settingansatz in der Gesundheitsförderung".

SVR – Sachverständigenrat für die Konzertierte Aktion im Gesundheitswesen (2001): Bedarfsgerechtigkeit und Wirtschaftlichkeit. Gutachten 2000/2001. SVR, Bonn.

SVR – Sachverständigenrat für die Konzertierte Aktion im Gesundheitswesen (2003): Finanzierung, Nutzerorientierung und Qualität. Gutachten 2003. SVR, Bonn.

Abkürzungen

ABM	Arbeitsbeschaffungsmaßnahme
BZgA	Bundeszentrale für gesundheitliche Aufklärung
BZPH	Berliner Zentrum Public Health
E&C	Bundesmodellprogramm „Entwicklung und Chancen junger Menschen in sozialen Brennpunkten“
LGA	Landesgesundheitsamt Baden-Württemberg
LVG	Landesvereinigung für Gesundheitsförderung
OPUS	Offenes Partizipationsnetz Schulgesundheit
PDF	Portable Document Format (Dateiformat)
SAM	Strukturanpassungsmaßnahme
SGB V	Fünftes Sozialgesetzbuch (Gesetzliche Krankenversicherung)
SPSS	Programm zur statistischen Datenauswertung
SVR	Sachverständigenrat für die konzertierte Aktion im Gesundheitswesen

1.5.5 Anhang 1: Anmerkungen zur Konzeption der Fragebögen und zur Durchführung der Erhebung

Neben der Internetrecherche wurden Datenbestände aus elf unterschiedlichen Quellen zusammengeführt. Die Erschließung der Datenquellen und der erforderliche Datenabgleich (Ausschluss von Dopplungen und nicht relevanten Adressen) war zum Teil sehr zeitaufwändig. Um sowohl eine hohe Qualität der Adressen als auch eine möglichst umfassende Abdeckung zu erzielen, wurde die Aussendung der Fragebögen in zwei Wellen vorgenommen (vgl. Abschnitt „Die Website www.datenbank-gesundheitsprojekte.de“).

Bei der Konzeption des Onlinefragebogens wurde besonderer Wert darauf gelegt, die Struktur des aus Mantel- und Projektbogen bestehenden Erhebungsinstrumentes und die sich daraus ergebende Nutzerführung so transparent und einfach wie möglich zu gestalten: Im ersten Schritt muss ein Trägerfragebogen (Mantelbogen) neu angelegt oder ein bereits erfasster Trägerfragebogen ausgewählt werden. Im zweiten Schritt kann ein Projektfragebogen angelegt werden, der diesem Träger zugeordnet ist. Nach dem erfolgreichen Abschluss der Eingabe wird jedem Fragebogen eine Identifikationsnummer und ein Passwort zugewiesen, am Bildschirm angezeigt und den Ausfüllenden automatisch per E-Mail zugeschickt. Mit diesen Zugangsdaten ist es den Anbietern möglich, die von ihnen eingegebenen Daten jederzeit zu aktualisieren.

Die nur vereinzelten Nachfragen der Nutzer/-innen beim Erhebungsbüro belegen, dass die anspruchsvolle Aufgabe eine intuitive Nutzerführung zu entwickeln, weitgehend gelungen ist.

Die Internetadresse www.datenbank-gesundheitsprojekte.de kann künftig sukzessiv ausgebaut und zunehmend zu einer Internetplattform der Gesundheitsförderung bei sozial Benachteiligten entwickelt werden. Die Bereitstellung der Onlinerecherche ist ein erster Schritt auf diesem Weg.

Zeitraum	Zugriffe im Zeitraum	Zugriffe pro Tag (Wochendurchschnitt)
07. 11.–10. 11. 2002	291	72,8
11. 11.–17. 11. 2002	516	73,7
18. 11.–24. 11. 2002	758	108,3
25. 11.–01. 12. 2002	728	104,0
02. 12.–08. 12. 2002	594	84,9
09. 12.–15. 12. 2002	1.657	236,7
16. 12.–22. 12. 2002	581	83,0

Tab. 1: Zugriffe auf die Startseite www.datenbank-gesundheitsprojekte.de während der Erhebungsphase November/Dezember 2002

Bundesland	Aussendungen (gesamt: 10.067)	Aussendungen pro 100.000 Einwohner
Berlin	1.549	45,4
Bremen	148	27,7
Thüringen	709	26,7
Hamburg	222	13,7
Mecklenburg-Vorpommern	262	13,5
Brandenburg	345	13,2
Saarland	136	12,9
Schleswig-Holstein	321	12,4
Baden-Württemberg	1.141	12,3
Hessen	656	11,9
Rheinland-Pfalz	434	11,7
Niedersachsen	785	10,7
Sachsen-Anhalt	303	10,4
Nordrhein-Westfalen	1.743	10,2
Sachsen	419	8,7
Bayern	894	7,8

Tab. 2: Fragebogenaussendung nach Bundesländern

Aussendungen und Rücklauf

Am 4. und 18. 11. 2002 wurden jeweils bundesweit etwa 5.000 Fragebögen verschickt. Als Rücksendetermin wurde in der ersten Aussendung der 22. November, in der zweiten der 4. Dezember angegeben. Zur Bearbeitung standen also jeweils etwa zwei Wochen zur Verfügung. Am 6. Dezember wurde an alle Adressaten, von denen noch keine Rückmeldung vorlag, ein Erinnerungsschreiben verschickt. Als abschließende Frist wurde der 16. Dezember gesetzt.

Bei der Zusammenstellung der Adressdaten wurde angestrebt, einen möglichst repräsentativen bundesweiten Überblick zu geben. *Tabelle 2* stellt die Verteilung der ausgesendeten Fragebögen auf die 16 Bundesländer dar, sortiert nach Aussendungen pro 100.000 Einwohner. Das relative Übergewicht der Berliner Aussendungen erklärt sich leicht aus dem besonders guten Feldzugang des Auftragnehmers Gesundheit Berlin e.V. Für die Unterschiede in der „Aussendungsdichte" für die anderen Bundesländer lassen sich Erklärungen allerdings nicht so einfach finden. Zusammenstellungen regionaler Adressen lagen neben Berlin auch aus Thüringen, Baden-Württemberg und Niedersachsen vor; in den letzten beiden Fällen aber zeigt sich keinesfalls eine überdurchschnittlich große „Aussendungsdichte".

Die Verteilung der Rückläufe bis zum 31. 12. 2002 zeigt *Tabelle 3*.[1]

Zeitraum	Häufigkeit (gesamt: 3.627)	Prozent	Kumulierte Prozente
07. 11.–10. 11. 2002	142	3,9	3,9
11. 11.–17. 11. 2002	267	7,4	11,3
18. 11.–24. 11. 2002	395	10,9	22,2
25. 11.–01. 12. 2002	416	11,5	33,6
02. 12.–08. 12. 2002	547	15,1	48,7
09. 12.–15. 12. 2002	1.442	39,8	88,5
16. 12.–22. 12. 2002	395	10,9	99,4
23. 12.–29. 12. 2002	19	0,5	99,9
30. 12.–31. 12. 2002	4	0,1	100,0

Tab. 3: Rücklauf der Erhebung bis zum 31. 12. 2002

Am Rücklauf in der Woche vom 9.–15. 12. 2002 ist deutlich die mobilisierende Wirkung des am 6. Dezember verschickten Erinnerungsschreibens sowie die Vorstellung der Erhebung auf dem Kongress „Armut und Gesundheit“ am 6. und 7. Dezember erkennbar (vgl. auch *Tabelle 1* auf Seite 101).

Arbeit der Erhebungshotline

Nach Aussendung der ersten 5.000 Fragebögen am Montag, dem 4. November 2002 wurden bis zur Wochenmitte vorwiegend telefonische Rückfragen gestellt. Schon zum Ende der ersten Woche gingen zusätzlich zahlreiche E-Mails beim Erhebungsbüro ein, gleichzeitig begann auch ein reger Rücklauf von Telefaxen und Briefen.

Anfänglich nahm die Beantwortung und Registrierung aller Reaktionen, die durch die Fragebogenversendung ausgelöst wurden, einen überschaubaren Anteil der Arbeit des Erhebungsbüros ein und es blieb genügend Zeit zur Erfassung der auf dem Postweg eingegangenen Fragebögen in der Datenbank. Nach Aussendung der zweiten 5.000 Fragebögen verdoppelte sich jedoch ab Mitte November 2002 der Arbeitsumfang. Nach Versendung der Erinnerungsschreiben Anfang Dezember steigerten sich der Rücklauf und die Anfragen auf ein Vielfaches. Alle telefonischen Nachfragen und Hilfeanfragen wurden auf drei Leitungen ca. 10 Stunden täglich (von 8.00–18.00 Uhr) entgegengenommen und direkt oder durch Rückruf der zuständigen Mitarbeiter/-innen beantwortet.

Eine Mitarbeiterin war während dieser zwei Wochen im Dezember ausschließlich für die Beantwortung der elektronischen Nachfragen zuständig, da als unmittelbare Reaktion

1 Tabelle 3 führt die Rückläufe per Post, Fax oder E-Mail (Poststempel bzw. Eingangsdatum) auf. Nicht berücksichtigt werden Rückläufe, die ausschließlich über den Onlinefragebogen erfolgten, da durch die Möglichkeit späterer Aktualisierung keine eindeutige Datumszuordnung möglich ist. Hierdurch ergibt sich eine geringere Anzahl von Rückläufen als in Tabelle 2 (siehe Seite 72).

auf das Erinnerungsschreiben über 500 E-Mails das Erhebungsbüro erreichten. Während der Laufzeit der ersten Projektphase gingen über 1.200 E-Mails ein.

Je näher die Weihnachtsfeiertage rückten, desto kontinuierlicher ging die Anzahl der Rückmeldungen auf das anfänglich bestehende Grundniveau zurück. Auch noch zehn Wochen nach Ende der (verlängerten) Rücklauffrist erreichten das Erhebungsbüro noch täglich Anrufe, ausgefüllte Fragebögen, elektronische Nachfragen und Telefaxe.

Eingabe der Fragebögen durch das Erhebungsbüro

Soweit zeitlich möglich, erfassten die Mitarbeiter/-innen des Erhebungsbüros parallel zur Beantwortung von Rückfragen die auf dem Postweg eingegangenen Fragebögen in der Datenbank. Durch die unerwartete Beanspruchung der Hotline über das vorgesehene Erhebungsende (Mitte Dezember 2002) hinaus wurde die Fragebogeneingabe erst im Januar 2003 zur bestimmenden Tätigkeit.

Zusätzlich zur Erfassung der zum Teil ausführlichen Freitextangaben in Träger- und Projektfragebögen zeigte sich schnell, dass es in vielen Fällen notwendig war, Unklarheiten durch Rückfrage beim jeweiligen Träger zu klären, um Qualität und Konsistenz der erfassten Daten zu gewährleisten. Telefonische Rückfragen waren notwendig, wenn

- die Stellungnahme des Trägers zur Veröffentlichung der Daten auf der letzten Seite des Trägerfragebogens fehlte,
- die Zuordnung von Projekten und Trägern widersprüchlich war (z. B. der Trägerbogen die Angaben des Projektes, nicht aber des Trägers enthielt),
- die Gültigkeit mehrfach eingegangener Träger- bzw. Projektfragebögen für den gleichen Träger geklärt werden musste oder
- unvollständig eingegangene Fragebögen vervollständigt werden mussten.

Bis Ende Februar 2003 wurden vom Erhebungsbüro über 1.600 Fragebögen eingegeben.

1.5.6 Anhang 2: Dokumentation von Mantel- und Projektfragebogen

BZgA
Bundeszentrale für gesundheitliche Aufklärung

Gesundheit Berlin e.V.
Landesarbeitsgemeinschaft für Gesundheitsförderung

Projekte und Maßnahmen

zur Gesundheitsförderung bei sozial Benachteiligten

in der Bundesrepublik Deutschland

Mantelfragebogen

Eine Erhebung der Bundeszentrale für gesundheitliche Aufklärung (BZgA)

Sie können die Fragebögen auch online ausfüllen:

www.datenbank-gesundheitsprojekte.de

Gesundheit Berlin e.V. / Straßburger Str. 56 / 10405 Berlin / Tel.: 030 - 4431 9081/-82 / Fax: 030 - 4431 9083
www.datenbank-gesundheitsprojekte.de / Mail: info@datenbank-gesundheitsprojekte.de

Angaben zur Organisation / Institution

Name der Organisation/Institution	
ID-Nr. der Organisation/Institution (wenn bekannt)	
Kurzbezeichnung	
Straße	
Postleitzahl	
Ort	
Bundesland	
Telefon	
Telefax	
E-Mail	
www	
Fragebogen ausgefüllt am	
Fragebogen ausgefüllt durch Name Funktion	
Ansprechpartner/in für weitere Fragen Name Funktion Tel.-Durchwahl E-Mail (wenn anders als oben angegeben)	

Gesundheit Berlin e.V. / Straßburger Str. 56 / 10405 Berlin / Tel.: 030 - 4431 9081/-82 / Fax: 030 - 4431 9083
www.datenbank-gesundheitsprojekte.de / Mail: info@datenbank-gesundheitsprojekte.de

Kurzbeschreibung der Organisation / Institution
(falls Informationsbroschüre vorhanden, bitte beifügen)

Ihre Aufgaben, Ziele, Arbeitsschwerpunkte
[wenn Sie mehr Platz benötigen, bitte gesondertes Blatt benutzen]

Angaben zur Trägerschaft / Finanzierung
[wenn Sie mehr Platz benötigen, bitte gesondertes Blatt benutzen]

Gesundheit Berlin e.V. / Straßburger Str. 56 / 10405 Berlin / Tel.: 030 - 4431 9081/-82 / Fax: 030 - 4431 9083
www.datenbank-gesundheitsprojekte.de / Mail: info@datenbank-gesundheitsprojekte.de

5

Bitte unterstützen Sie unsere Recherche und nennen Sie uns weitere Projekte / Maßnahmen anderer Institutionen / Organisationen, die wir in die Erhebung einbeziehen sollen.

Titel des Projekts ______________________________

Ansprechpartner ______________________________

Anschrift
Tel.-Nr.
E-mail

Titel des Projekts ______________________________

Ansprechpartner ______________________________

Anschrift
Tel.-Nr.
E-mail

Titel des Projekts ______________________________

Ansprechpartner ______________________________

Anschrift
Tel.-Nr.
E-mail

Titel des Projekts ______________________________

Ansprechpartner ______________________________

Anschrift
Tel.-Nr.
E-mail

[wenn Sie mehr Platz benötigen, bitte gesondertes Blatt benutzen]

☐ Wir sind mit der Veröffentlichung unserer Angaben zur Institution und zu den Angeboten einverstanden.

☐ Wir sind mit der Veröffentlichung unserer Angaben nicht einverstanden.

____
Unterschrift, ggf. Stempel

Vielen Dank für Ihre Mitarbeit!

Gesundheit Berlin e.V. / Straßburger Str. 56 / 10405 Berlin / Tel.: 030 - 4431 9081/-82 / Fax: 030 - 4431 9083
www.datenbank-gesundheitsprojekte.de / Mail: info@datenbank-gesundheitsprojekte.de

Angaben zum Projekt / zur Maßnahme

➔ Falls Sie über mehrere Projekte / Maßnahmen berichten, füllen Sie bitte für jedes Angebot einen separaten Fragebogen aus (zuvor kopieren oder von unserer Website herunterladen). Unter der Internet-Adresse www.datenbank-gesundheitsprojekte.de können Sie die Fragebögen auch einfach und schnell online ausfüllen. Wir möchten Sie sehr bitten, diese „papierlose" Möglichkeit der Rückmeldung zu nutzen, da sie mögliche Übertragungsfehler vermeidet.

Das Projekt / die Maßnahme

☐ wird aktuell durchgeführt ☐ ist geplant ☐ wurde innerhalb der letzten 3 Jahre abgeschlossen

Name des Trägers	**ID-Nr. des Trägers** (wenn bekannt)
Titel des Projekts / der Maßnahme	

Projektleitung / Ansprechpartner (wenn anders als im Mantelfragebogen)

Name: ____________________ Telefon: ____________________

Strasse: ____________________ Fax: ____________________

PLZ / Ort: ____________________ Mail: ____________________

1. Informationen zum Projekt / der Maßnahme

1.1 Bitte beschreiben Sie stichwortartig das Projekt / die Maßnahme

Bitte fügen Sie ggf. Informationsmaterialien (z.B. Flyer oder Broschüren) zum Projekt / zur Maßnahme als Anlage bei

1.2 Verfolgen Sie mit Ihrem Projekt / Ihrer Maßnahme einen Lebenswelt-bezogenen (sog. „Setting-") Ansatz?

☐ Ja ☐ Teilweise ☐ Nein

2. Welche Akteure waren bzw. sind an der Entwicklung des Projekts / der Maßnahme beteiligt?

Gesundheit Berlin e.V. / Straßburger Str. 56 / 10405 Berlin / Tel.: 030 - 4431 9081/-82 / Fax: 030 - 4431 9083
www.datenbank-gesundheitsprojekte.de / Mail: info@datenbank-gesundheitsprojekte.de

3. Welche Ziele verfolgen Sie mit Ihrem Projekt / Ihrer Maßnahme? (Mehrfachnennungen möglich)

☐ **3.1 Verbesserung des individuellen Gesundheitsverhaltens, bezogen auf:**

☐ AIDS-Prävention
☐ Alkoholkonsum
☐ Bewältigungsressourcen (z.B. zur Konfliktlösung)
☐ Ernährung
☐ Gewaltprävention
☐ Illegale Drogen
☐ Medikamentenkonsum
☐ Rauchen
☐ Sexualverhalten
☐ Sport und Bewegung
☐ Stressbewältigung
☐ Unfallprävention
☐ Sonstige, und zwar:
____
____
____

☐ **3.2 Stärkung der gesundheitlichen und sozialen Ressourcen, und zwar:**

☐ Budget- / Schuldnerberatung
☐ Gewalt- / Aggressionsbewältigung
☐ Hilfe bei der Arbeitsplatzsuche
☐ Hilfe bei der Wohnungssuche
☐ Hilfe bei Kinderbetreuung
☐ Kinder- / Jugendschutz
☐ Schwangerschaft / Geburtsvorbereitung
☐ Sozialberatung
☐ Sprachunterricht
☐ Stärkung der sozialen Unterstützung
☐ Verbesserung der sozialen Integration
☐ Sonstige, und zwar:
____
____

☐ **3.3 Verbesserung der Inanspruchnahme der gesundheitlichen Versorgung, und zwar:**

☐ Impfungen
☐ Teilnahme an Früherkennungsuntersuchungen
☐ Teilnahme an Vorsorgeuntersuchungen
☐ Sonstige, und zwar:
____
____

☐ **3.4 Verbesserung der Bedingungen in Wohnung, Wohnumgebung, Stadtteil, z.B. Maßnahmen gegen:**

☐ Gestank
☐ Lärm
☐ Nässe, Schimmel, unhygienische Bedingungen
☐ Unfälle
☐ Verwahrlosung, Verelendung, Gettoisierung
☐ Sonstige, und zwar:
____
____

☐ **3.5 Verbesserung der Bedingungen am Arbeitsplatz, und zwar:**

☐ Geringer Entscheidungsspielraum
☐ Lärm
☐ Schmutz
☐ Unfälle
☐ Ungünstige Arbeitszeiten
☐ Sonstige, und zwar:
____
____

☐ **3.6 Verbesserung der Freizeitmöglichkeiten im Stadtteil, z.B. bezogen auf Spiel- und Sportplätze, Freiflächen, und zwar:**

☐ **3.7 Verbesserung der Bedingungen in der Kindertagesstätte, und zwar:**

☐ **3.8 Verbesserung der Bedingungen in der Schule, und zwar:**

Gesundheit Berlin e.V. / Straßburger Str. 56 / 10405 Berlin / Tel.: 030 - 4431 9081/-82 / Fax: 030 - 4431 9083
www.datenbank-gesundheitsprojekte.de / Mail: info@datenbank-gesundheitsprojekte.de

4. Um welche Angebotsart handelt es sich? (Mehrfachnennung möglich)

- ☐ Aktionstag
- ☐ Ausstellung
- ☐ Beratungsangebot
- ☐ Bildungsangebot / Schulungsprogramm
- ☐ Erstellung von Materialien
- ☐ Freizeitangebot
- ☐ Gesundheitstag / -woche
- ☐ Stadtteilarbeit / Gemeinwesenentwicklung / Quartiersmanagement
- ☐ Tagung / Veranstaltung(sreihe)
- ☐ Versorgungsangebot (z.B. Mittagstisch)
- ☐ Sonstiges, und zwar:

____

____

____

5. Welche Laufzeit und welchen zeitlichen Umfang hat das Projekt / die Maßnahme?

5.1 Laufzeit des Projektes / der Maßnahme

Beginn / geplanter Beginn:

____
(Monat / Jahr)

Ende / geplantes Ende:

____
(Monat / Jahr)

☐ Kein Ende geplant, Angebot wird fortgeführt

5.2 Frequenz und Anzahl Ihrer Angebote

- ☐ Einmalige Angebote, Anzahl: ___
- ☐ Tägliche Angebote, Anzahl: ___
- ☐ Wöchentliche Angebote, Anzahl: ___
- ☐ Monatliche Angebote, Anzahl: ___
- ☐ Anderes:

____

____

☐ Trifft nicht zu

6. Bitte geben Sie die Zielgruppe(n) des Projekts / der Maßnahme an: (Mehrfachnennungen möglich)

6.1 Das Angebot richtet sich an folgende Altersgruppen:

- ☐ Säuglinge (<1 Jahr)
- ☐ Klein- u. Vorschulkinder (1-5 Jahre)
- ☐ Schulkinder (6-10 Jahre)
- ☐ Schulkinder (11-14 J.)
- ☐ Jugendliche (15-18 J.)
- ☐ Junge Erwachsene (19-29 Jahre)
- ☐ Erwachsene (30-59 Jahre)
- ☐ Senioren (ab 60 Jahre)

6.2 Das Projekt umfasst geschlechtsspezifische Angebote für

- ☐ Jungen / Männer
- ☐ Mädchen / Frauen
- ☐ Keine geschlechtsspezifischen Angebote

6.3 Insbesondere für

- ☐ Alleinerziehende
- ☐ Arbeitslose
- ☐ Asylbewerber/innen
- ☐ Aussiedler/innen
- ☐ Bewohner/innen von sozialen Brennpunkten
- ☐ Eltern in Belastungssituationen
- ☐ Flüchtlinge
- ☐ „Illegale"
- ☐ Kinderreiche Familien
- ☐ Migranten/innen
- ☐ Migranten/innen mit schlechten Deutschkenntnissen
- ☐ Personen mit sehr niedrigem beruflichen Status (z.B. ungelernte Arbeiter/innen)
- ☐ Personen mit sehr niedrigem Einkommen (z.B. Sozialhilfeempfänger/innen)
- ☐ Personen mit sehr niedriger Schulbildung (z.B. Personen ohne qualifizierten Hauptschulabschluss)
- ☐ Prostituierte
- ☐ Strafgefangene
- ☐ Wohnungslose
- ☐ Sonstige, und zwar:

____

____

____

____

____

____

____

____

Gesundheit Berlin e.V. / Straßburger Str. 56 / 10405 Berlin / Tel.: 030 - 4431 9081/-82 / Fax: 030 - 4431 9083
www.datenbank-gesundheitsprojekte.de / Mail: info@datenbank-gesundheitsprojekte.de

5

7. Welche Multiplikatoren / Mediatoren sind im Rahmen des Projekts / der Maßnahme involviert? (Mehrfachnennungen möglich)

- ☐ Ärzte / Ärztinnen
- ☐ Ausbilder/innen
- ☐ Berater/innen
- ☐ Eltern
- ☐ Erzieher/innen
- ☐ Fachöffentlichkeit
- ☐ Hebammen
- ☐ Jugendarbeiter/innen
- ☐ Krankenschwestern / -pfleger
- ☐ Kursleiter/innen
- ☐ Lehrer/innen
- ☐ Mediatoren (z.B. Dolmetscher/innen, ethnische Mittler/innen)
- ☐ Peers / Gleichaltrige
- ☐ Psychologen/innen
- ☐ Sozialarbeiter/innen / Sozialpädagogen/innen
- ☐ Sonstige, und zwar:

____

____

____

____

- ☐ Keine Multiplikatoren / Mediatoren involviert

8. Mit welchen Kooperationspartnern arbeiten Sie im Rahmen des Projekts / der Maßnahme zusammen bzw. in welchem Arbeitsfeld ist das Angebot angesiedelt? (Mehrfachnennungen möglich)

- ☐ Ärzteverbände
- ☐ Beratungsstellen
- ☐ Gesundheitsamt
- ☐ Gesundheitskonferenz
- ☐ Haftanstalten
- ☐ Hebammen
- ☐ Jugendamt
- ☐ Jugendhäuser / Jugendtreffs
- ☐ Kindergärten
- ☐ Kirchengemeinden / kirchliche Einrichtungen
- ☐ Krankenhäuser
- ☐ Krankenkassen
- ☐ Nachbarschaftshilfe / Stadtteilinitiativen
- ☐ Niedergelassene Ärzte / Ärztinnen
- ☐ Polizei
- ☐ Regionale Arbeitsgemeinschaften
- ☐ Schulen
- ☐ Selbsthilfegruppen
- ☐ Sozialamt
- ☐ Sportvereine
- ☐ Unternehmen / Firmen, und zwar:

____

- ☐ Wohlfahrtsverbände
- ☐ Sonstige, und zwar:

____

____

____

- ☐ Keine Kooperationspartner

9. Wie finanziert sich Ihr Projekt / Ihre Maßnahme? (Mehrfachnennungen möglich)

- ☐ **Öffentliche Mittel**, und zwar
  - ☐ Bundesmittel
  - ☐ Landesmittel
  - ☐ Kommunale Mittel
  - ☐ Arbeitsbeschaffungsmaßnahme (ABM)
  - ☐ Strukturanpassungsmaßnahme (SAM)
- ☐ **Krankenkassen**, und zwar (wenn bekannt)
  - ☐ nach § 20.1 SGB V (Primärprävention)
  - ☐ nach § 20.4 SGB V (Selbsthilfeförderung)
  - ☐ nach § 65b SGB V (Patienteninformation)
- ☐ Sponsorengelder
- ☐ Stiftungsgelder
- ☐ Spenden
- ☐ Freiwilligendienste / Ehrenamtliche
- ☐ Teilnehmer/innenbeiträge
- ☐ Vereinsgelder
- ☐ Sonstige, und zwar

____

____

____

____

Gesundheit Berlin e.V. / Straßburger Str. 56 / 10405 Berlin / Tel.: 030 - 4431 9081/-82 / Fax: 030 - 4431 9083
www.datenbank-gesundheitsprojekte.de / Mail: info@datenbank-gesundheitsprojekte.de

10. Wird das Projekt / die Maßnahme dokumentiert?

Dokumentation
- ☐ nicht vorgesehen
- ☐ geplant
- ☐ in Arbeit

☐ Dokumentation liegt vor, nämlich
- ☐ eigene Dokumentation
- ☐ externe Dokumentation

Dokumentation wurde veröffentlicht unter dem Titel

____

Bezug über:

____

11. Wird das Projekt / die Maßnahme evaluiert?

Evaluation
- ☐ nicht vorgesehen
- ☐ geplant
- ☐ in Arbeit

☐ Evaluation liegt vor, nämlich
- ☐ eigene Evaluation
- ☐ externe Evaluation

Evaluation wurde veröffentlicht unter dem Titel

____

Bezug über:

____

Ihre Bemerkungen / Erfahrungen hinsichtlich des Projekts / der Maßnahme

[wenn Sie mehr Platz benötigen, nutzen Sie bitte die Rückseite des letzten Blattes]

Ihre Bemerkungen zum Fragebogen

[wenn Sie mehr Platz benötigen, nutzen Sie bitte die Rückseite des letzten Blattes]

Vielen Dank für Ihre Mitarbeit!

Gesundheit Berlin e.V. / Straßburger Str. 56 / 10405 Berlin / Tel.: 030 - 4431 9081/-82 / Fax: 030 - 4431 9083
www.datenbank-gesundheitsprojekte.de / Mail: info@datenbank-gesundheitsprojekte.de

5

Zusätzlicher Raum für Ihre Antworten

[Bitte geben Sie jeweils die Nummer der Frage an, auf die Sie sich beziehen]

Gesundheit Berlin e.V. / Straßburger Str. 56 / 10405 Berlin / Tel.: 030 - 4431 9081/-82 / Fax: 030 - 4431 9083
www.datenbank-gesundheitsprojekte.de / Mail: info@datenbank-gesundheitsprojekte.de

1.5.7 Anhang 3: Dokumentation der Anschreiben

Gesundheit Berlin e.V.
Landesarbeitsgemeinschaft für Gesundheitsförderung

Gesundheit Berlin e.V., Straßburger Str. 56, 10405 Berlin

<Adresse>

Straßburger Str. 56, 10405 Berlin
Fon 0 30-44 31 90-81 / -82
Fax 0 30-44 31 90-83
info@datenbank-gesundheitsprojekte.de
www.datenbank-gesundheitsprojekte.de

Berlin, 4. November 2002

Bundesweite Bestandsaufnahme gesundheitsfördernder Angebote für sozial Benachteiligte
Ihre Träger-Nummer: <ID>; **Ihr Passwort für den Online-Fragebogen:** <Passwort>

<Anrede>,

im Auftrag der Bundeszentrale für gesundheitliche Aufklärung (BZgA) führt Gesundheit Berlin e.V. eine Bestandsaufnahme von Projekten und Maßnahmen zur Gesundheitsförderung bei sozial Benachteiligten in der Bundesrepublik Deutschland durch. Für Sie und alle anderen Akteure soll zukünftig ein bundesweiter Überblick in Form einer über das Internet recherchierbaren Datenbank zur Verfügung stehen.

Die Bestandsaufnahme möchte eine qualifizierte Übersicht über Maßnahmen und Projekte bieten, die dazu beitragen, das individuelle Gesundheitsverhalten zu verbessern, gesundheitliche Ressourcen zu stärken und Rahmenbedingungen für eine gesündere Lebensweise zu ermöglichen. Insbesondere diejenigen Projekte sollen erfasst werden, die sich teilweise oder vorwiegend an Menschen in schwierigen und belastenden Lebenssituationen wenden.

Wir sind auf Ihre Mithilfe angewiesen, um verlässliche Ergebnisse zu erhalten und mithin der Gesundheitsförderung für sozial Benachteiligte ein deutlicheres Gewicht zu geben!

Bitte schicken Sie die ausgefüllten Fragebögen **bis zum 22.11.2002** an uns zurück bzw. füllen Sie den Online-Fragebogen unter www.datenbank-gesundheitsprojekte.de bis zu diesem Termin aus. Geben Sie uns bitte auch dann eine Rückmeldung (telefonisch, per E-Mail oder Fax), wenn Ihre Arbeit keine gesundheitsfördernden Angebote für sozial Benachteiligte umfasst.

Für Rückfragen stehen wir gerne zur Verfügung und danken für Ihre Unterstützung!

Mit freundlichen Grüßen

Dr. Raimund Geene, Projektleiter

Holger Kilian, Projektkoordinator

Online-Fragebogen unter www.datenbank-gesundheitsprojekte.de, Rückmeldung bitte bis 22.11.2002

BZgA
Bundeszentrale für gesundheitliche Aufklärung

Informationen zur

Bestandsaufnahme von Projekten und Maßnahmen zur Gesundheitsförderung bei sozial Benachteiligten in der Bundesrepublik Deutschland

Wenige und unzureichende Daten erschweren bislang die Gesundheitsförderung für sozial Benachteiligte

Der Zusammenhang zwischen sozialer Benachteiligung und negativen Auswirkungen auf die Gesundheit ist unbestritten.
Es gibt allerdings nur wenige und unzureichende Daten und Informationen über bestehende, geplante oder bereits evaluierte Projekte und Interventionsmaßnahmen zur Lösung dieses Gesundheitsproblems.

Vor diesem Hintergrund hat die Bundeszentrale für gesundheitliche Aufklärung (BZgA) Gesundheit Berlin e.V. mit der Erstellung eines bundesweiten qualifizierten Überblicks über Projekte und Maßnahmen zur Gesundheitsförderung bei sozial Benachteiligten beauftragt.
Die Bestandsaufnahme knüpft an den Erfahrungen aus vorhandenen Teilüberblicken an und wird durch einen Arbeitskreis von bundesdeutschen und internationalen Fachleuten begleitet.
Der Überblick über die facettenreiche Landschaft der Gesundheitsförderung für sozial Benachteiligte soll mit einer breit angelegten Erhebung per Fragebogen erreicht werden. (Die Fragebögen sind auch schnell und einfach online ausfüllbar unter www.datenbank-gesundheitsprojekte.de).

Eine „lebendige Datenbank" im Internet dient zukünftig als praktisches Werkzeug: Vernetzung, Information sowie der Erfahrungs- und Wissensaustausch werden vereinfacht

Ergebnis soll eine ab Anfang 2003 nutzbare „lebendige Datenbank" im Internet sein. Mit ihr können Adressen und Informationen zu den Angeboten und Projekten recherchiert werden, um so die Vernetzung und den Informationsaustausch zu fördern. Daraus kann auch eine einfachere und bessere Zusammenarbeit der Akteure im Bereich „Gesundheitsförderung bei sozial Benachteiligten" erwachsen.

Wer soll sich an der Erhebung beteiligen?

Im Rahmen der Bestandsaufnahme sollen Projekte und Maßnahmen der Gesundheitsförderung und Prävention erfasst werden, die sich an Menschen (Kinder, Jugendliche, Erwachsene, Familien) in schwierigen und belastenden Lebenssituationen wenden. Oftmals ist den Akteuren vor Ort nicht unmittelbar bewusst, dass sie tagtäglich einen Beitrag zur Gesundheitsförderung bei sozial Benachteiligten leisten. An der Erhebung beteiligen sollen sich z.B. Projekte und Maßnahmen für Personen mit sehr niedriger Schulbildung, Personen mit sehr niedrigem Einkommen (z.B. Sozialhilfeempfänger/innen), Arbeitslose, Angebote für Bewohner/innen von Regionen und Stadtgebieten, die aufgrund der Ausstattung und Infrastruktur einen besonderen Entwicklungsbedarf haben (z.B. soziale Brennpunkte), Angebote für Alleinerziehende, Maßnahmen und Projekte für Migranten/innen mit schlechten Deutschkenntnissen, Aussiedler/innen, Asylbewerber/innen, „Illegale", Prostituierte, Strafgefangene, Wohnungslose.

Die Projekte und Angebote können beispielsweise folgende Ziele haben:

- Verbesserung des individuellen Gesundheitsverhaltens, z.B. bezogen auf Rauchen, Alkoholkonsum, Ernährung, Sport, Stressbewältigung, Sexualverhalten; Gewalt/Aggression
- Stärkung der gesundheitlichen und sozialen Ressourcen, z.B. Maßnahmen der sozialen Unterstützung wie Kinderbetreuung, Elternkreis, Arbeitsplatzbeschaffung, Budgetberatung
- Verbesserung der Bedingungen in Wohnung und Wohnumgebung (Feuchtigkeit, Schimmel, unhygienische Bedingungen, Lärm, Unfallprävention)
- Verbesserung der Bedingungen am Arbeitsplatz / in der Schule / im Kindergarten / im Freizeitbereich
- Maßnahmen / Projekte zur Verbesserung der Inanspruchnahme von Leistungen des Gesundheitssystems (z.B. Teilnahme an Vorsorge- / Früherkennungsuntersuchungen)
- Verbesserung der Zusammenarbeit und Vernetzung verschiedener Leistungsanbieter für Menschen, die in schwierigen und belastenden Lebenssituationen leben

Informationen zum Fragebogen

Der Fragebogen besteht aus:

a) Einem Mantelfragebogen zur Erfassung von Angaben zu Ihrer Institution / Organisation und Ihren Arbeitsschwerpunkten.

b) Einem Dokumentationsbogen zur differenzierten Beschreibung Ihrer Projekte und Maßnahmen. Wir haben diesem Schreiben nur einen Projektdokumentationsbogen beigelegt. Wir bitten Sie, *für jedes weitere Projekt bzw. jede weitere Maßnahme* eine Kopie dieses Bogens zu verwenden.

Die BZgA und Gesundheit Berlin e.V. bitten um Ihre Mithilfe!

Die BZgA und Gesundheit Berlin e.V. bitten um Ihre Mithilfe, damit die Erhebung die vielseitigen und in den unterschiedlichsten Feldern arbeitenden Projekte und Maßnahmen in Deutschland möglichst genau abbilden kann.

Bitte beteiligen Sie sich an der Erhebung, falls Sie Projekte oder Maßnahmen der Gesundheitsförderung bei sozial Benachteiligten durchführen oder planen.

Bitte informieren Sie auch Ihnen bekannte Projekte und Maßnahmen über die Erhebung. (Fragebögen und Informationen stehen im Internet unter www.datenbank-gesundheitsprojekte.de) und teilen Sie diese dem unten stehenden Erhebungsbüro mit. Natürlich werden auch ganze Listen problemlos übernommen.

Weitere Informationen zur Erhebung:

www.datenbank-gesundheitsprojekte.de

(hier kann der Fragebogen heruntergeladen bzw. online ausgefüllt werden)

und bei

Gesundheit Berlin e.V.
Straßburger Straße 56, 10405 Berlin
Tel. 030-4431 90-81/82, Fax 030-443190-83
E-Mail: info@datenbank-gesundheitsprojekte.de
Internet: www.datenbank-gesundheitsprojekte.de

Köln, November 2002

5

Gesundheit Berlin e.V.

Landesarbeitsgemeinschaft für Gesundheitsförderung

Gesundheit Berlin e.V., Straßburger Str. 56, 10405 Berlin
<ID>

<Adresse>

Straßburger Straße 56, 10405 Berlin
Tel. 030-44 31 90-81 / -82
Fax 030-44 31 90-83
info@datenbank-gesundheitsprojekte.de
www.datenbank-gesundheitsprojekte.de

Berlin, 06.12.2002

Bundesweite Bestandsaufnahme gesundheitsfördernder Angebote bei sozial Benachteiligten
Ihre Kenn-Nummer: <ID> (bitte bei Rückmeldungen angeben)

<Anrede>,

im November haben wir Ihnen im Rahmen unserer Bestandsaufnahme von Projekten und Maßnahmen der Gesundheitsförderung bei sozial Benachteiligten einen Fragebogen zugeschickt. Leider haben wir bis zum 04.12. noch keine Rückmeldung von Ihnen erhalten.

Um einen aussagekräftigen Überblick über die gesundheitsfördernden Angebote für sozial Benachteiligte zu erhalten, sind wir auf Ihre Beteiligung angewiesen. Deshalb bitten wir Sie, uns den Fragebogen bis spätestens zum **16.12.2002** zurückzuschicken.

Informieren Sie uns bitte auch, wenn Sie keine gesundheitsfördernden Angebote für sozial Benachteiligte machen! Es genügt eine kurze Rückmeldung per Telefon, Fax, Mail oder Post, möglichst unter Angabe der oben angegebenen Kennummer.

Weiterhin steht der Fragebogen zum Herunterladen als PDF-Datei und als Online-Formular im Internet bereit. Informationen hierzu finden Sie unter www.datenbank-gesundheitsprojekte.de.

Für Fragen stehen wir Ihnen selbstverständlich gerne zur Verfügung!

Mit freundlichen Grüßen

Dr. Raimund Geene
Projektleiter

Holger Kilian
Projektkoordinator

P.S.: Falls Sie dieses Schreiben erhalten obwohl Sie sich bereits an der Erhebung beteiligt haben, bitten wir Sie, dieses Versehen zu entschuldigen und bedanken uns für Ihre Unterstützung!

Verzeichnis der Autorinnen und Autoren

Thomas Altgeld
Landesvereinigung für Gesundheit
Niedersachsen e. V.
Fenskeweg 2
30165 Hannover
Tel.: 0511/350 00 52
Fax: 0511/350 55 95
E-Mail: thomas.altgeld@gesundheit-nds.de

Sven Brandes
Gesundheit Berlin e. V.
Straßburger Straße 56
10405 Berlin
Tel.: 030/4431 9060
Fax: 030/4431 9083
E-Mail: post@gesundheitberlin.de
Internet: www.gesundheitberlin.de

Claudia Brendler
Gesundheit Berlin e. V.
Straßburger Straße 56
10405 Berlin
Tel.: 030/4431 9060
Fax: 030/4431 9083
E-Mail: brendler@gesundheitberlin.de
Internet: www.gesundheitberlin.de

Christiane Bunge
Gesundheit Berlin e. V.
Straßburger Straße 56
10405 Berlin
Tel.: 030/4431 9060
Fax: 030/4431 9083
E-Mail: bunge@gesundheitberlin.de
Internet: www.gesundheitberlin.de

Irina Fröse
Gesundheit Berlin e. V.
Straßburger Straße 56
10405 Berlin
Tel.: 030/4431 9060
Fax: 030/4431 9083
E-Mail: post@gesundheitberlin.de
Internet: www.gesundheitberlin.de

Dr. Raimund Geene, M. P. H.
Gesundheit Berlin e. V.
Straßburger Str. 56
10405 Berlin
Tel.: 030/44319060
Fax: 030/44319063
E-Mail: post@gesundheitberlin.de
Internet: www.gesundheitberlin.de
Internet: www.armut-und-gesundheit.de
Internet: www.datenbank-gesundheitsprojekte.de

Uta Grey
Landesgesundheitsamt Baden-Württemberg
Wiederholdstr.15
70174 Stuttgart
Tel.: 0711/1849406
Fax: 0711/1849325
E-Mail: grey@lga.bwl.de
Internet: www.landesgesundheitsamt.de

Dr. Daphne Hahn
Technische Universität Berlin
Institut für Gesundheitswissenschaften
Ernst-Reuter-Platz 7
10587 Berlin
Tel.: 030/31479430
Fax: 030/31473256
E-Mail: hahn@ifu.tu-berlin.de

Holger Kilian, M. P. H.
Gesundheit Berlin e. V.
Straßburger Straße 56
10405 Berlin
Tel.: 030/4431 9068
Fax: 030/4431 9083
E-Mail: kilian@gesundheitberlin.de
Internet: www.gesundheitberlin.de

Dr. Frank Lehmann, M. P. H.
Bundeszentrale für gesundheitliche Aufklärung (BZgA)
Ostmerheimer Str. 220
51109 Köln
Tel.: 0221/89920
Fax: 0221/8992300
E-Mail: Frank.Lehmann@bzga.de
Internet: www.bzga.de

Barbara Leykamm
Landesgesundheitsamt Baden-Württemberg
Wiederholdstr. 15
70174 Stuttgart
Tel.: 0711/1849-326
Fax: 0711/1849-325
E-Mail: leykamm@lga.bwl.de

Dr. phil. Andreas Mielck, M. P. H.
GSF – Forschungszentrum für Umwelt und Gesundheit
Institut für Gesundheitsökonomie und Management im Gesundheitswesen
Postfach 1129
85758 Neuherberg
Tel.: 089/3187-4460
Fax: 089/3375
E-Mail: mielck@gsf.de

Tanja Philippi
Gesundheit Berlin e. V.
Straßburger Straße 56
10405 Berlin
Tel.: 030/4431 9060
Fax: 030/4431 9083
E-Mail: philippi@gesundheitberlin.de
Internet: www.gesundheitberlin.de

Dr. Elisabeth Pott
Bundeszentrale für gesundheitliche Aufklärung (BZgA)
Ostmerheimer Str. 220
51109 Köln
Tel.: 0221/89920
Fax: 0221/8992300
E-Mail: pott@bzga.de
Internet: www.bzga.de

Dr. Antje Richter
Landesvereinigung für Gesundheit Niedersachsen e. V.
Fenskeweg 2
30165 Hannover
Tel.: 0511/3500052
Fax: 0511/3505595
E-Mail: antje.richter@gesundheit-nds.de
Internet: www.gesundheit-nds.de

Fachheftreihe „Forschung und Praxis der Gesundheitsförderung"

Band 1: *Standardisierung von Fragestellungen zum Rauchen*
Ein Beitrag zur Qualitätssicherung in der Präventionsforschung von Klaus Riemann und Uwe Gerber im Auftrag der BZgA.
Bestellnr.: 60 600 000

Band 2: *Geschlechtsbezogene Suchtprävention* – Praxisansätze, Theorieentwicklung, Definitionen. Abschlussbericht eines Forschungsprojekts von Peter Franzkowiak, Cornelia Helfferich und Eva Weise im Auftrag der BZgA.
Bestellnr.: 60 602 000

Band 3: *Gesundheit von Kindern* – Epidemiologische Grundlagen. Eine Expertentagung der BZgA.
Bestellnr.: 60 603 000

Band 4: *Prävention durch Angst?* – Stand der Furchtappellforschung.
Eine Expertise von Jürgen Barth und Jürgen Bengel im Auftrag der BZgA.
Bestellnr.: 60 604 000

Band 5: *Prävention des Ecstasykonsums* – Empirische Forschungsergebnisse und Leitlinien.
Dokumentation eines Statusseminars der BZgA vom 15. bis 17. September 1997 in Bad Honnef.
Bestellnr.: 60 605 000

Band 6: *Was erhält Menschen gesund?* – Antonovskys Modell der Salutogenese – Diskussionsstand und Stellenwert. Eine Expertise von Jürgen Bengel, Regine Strittmatter und Hildegard Willmann im Auftrag der BZgA.
Bestellnr.: 60 606 000

Band 7: *Starke Kinder brauchen starke Eltern* – Familienbezogene Suchtprävention – Konzepte und Praxisbeispiele.
Bestellnr.: 60 607 000

Band 8: *Evaluation – ein Instrument zur Qualitätssicherung in der Gesundheitsförderung*
Eine Expertise von Gerhard Christiansen, BZgA, im Auftrag der Europäischen Kommission.
Bestellnr.: 60 608 000

Band 9: *Die Herausforderung annehmen* – Aufklärungsarbeit zur Organspende im europäischen Vergleich.
Eine Expertise im Auftrag der BZgA und Ergebnisse eines internationalen Expertenworkshops vom 2. bis 3. November 1998 in Bonn.
Bestellnr.: 60 609 000

Band 10: *Bürgerbeteiligung im Gesundheitswesen* – Eine länderübergreifende Herausforderung.
Dokumentation einer internationalen Tagung der Fakultät für Gesundheitswissenschaften der Universität Bielefeld in Zusammenarbeit mit dem WHO-Regionalbüro für Europa vom 4. bis 5. Februar 1999 in Bonn von Bernhard Badura und Henner Schellschmidt.
Bestellnr.: 60 610 000

Band 11: *Schutz oder Risiko?* – Familienumwelten im Spiegel der Kommunikation zwischen Eltern und ihren Kindern. Eine Studie von Catarina Eickhoff und Jürgen Zinnecker im Auftrag der BZgA.
Bestellnr.: 60 611 000

Band 12: *Suchtprävention im Sportverein* – Erfahrungen, Möglichkeiten und Perspektiven für die Zukunft.
Dokumentation einer Fachtagung der BZgA vom 20. bis 22. März 2000.
Bestellnr.: 60 612 000

Band 13: *Der Organspendeprozess: Ursachen des Organmangels und mögliche Lösungsansätze*
Inhaltliche und methodenkritische Analyse vorliegender Studien von Stefan M. Gold, Karl-Heinz Schulz und Uwe Koch im Auftrag der BZgA.
Bestellnr.: 60 613 000

Band 14: *Ecstasy – „Einbahnstraße" in die Abhängigkeit?* – Drogenkonsummuster in der Techno-Party-Szene und deren Veränderung in längsschnittlicher Perspektive. Eine empirische Untersuchung von H. Peter Tossmann, Susan Boldt und Marc-Dennan Tensil im Auftrag der BZgA.
Bestellnr.: 60 614 000

Band 15: *Qualitätsmanagement in Gesundheitsförderung und Prävention* – Grundsätze, Methoden und Anforderungen.
Bestellnr.: 60 615 000

Band 16: *„Früh übt sich ..." Gesundheitsförderung im Kindergarten* – Impulse, Aspekte und Praxismodelle. Dokumentation einer Fachtagung der BZgA vom 14. bis 15. Juni 2000 in Bad Honnef.
Bestellnr.: 60 616 000

Band 17: *Alkohol in der Schwangerschaft* – Ein kritisches Resümee.
Bestellnr.: 60 617 000

Band 18: *Kommunikationsstrategien zur Raucherentwöhnung* – Ein Überblick über die wissenschaftliche Literatur zu diesem Thema.
Bestellnr.: 60 618 000

Band 19: *Drogenkonsum in der Partyszene* – Entwicklungen und aktueller Kenntnisstand.
Bestellnr.: 60 619 000

Band 20: *Das Ernährungsverhalten Jugendlicher im Kontext ihrer Lebensstile* – Eine empirische Studie. Von Jürgen Gerhards und Jörg Rössel im Auftrag der BZgA.
Bestellnr.: 60 620 000

Band 21: *Suchtprävention im Kinder- und Jugendsport* – Theoretische Einordnung und Evaluation der Qualifizierungsinitiative „Kinder stark machen". Eine Expertise von Prof. Dr. Klaus-Peter Brinkhoff und Uwe Gomolinsky im Auftrag der BZgA.
Bestellnr.: 60 621 000

Ausführliche Informationen zu dieser Fachheftreihe sowie zu anderen Schriftenreihen der BZgA finden sich im Internet unter www.bzga.de im Verzeichnis „Fachpublikationen".
Alle bisher erschienenen Fachhefte stehen unter dieser Adresse auch vollständig als PDF-Datei zum Herunterladen zur Verfügung.